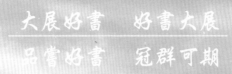

大展好書　好書大展
品嘗好書　冠群可期

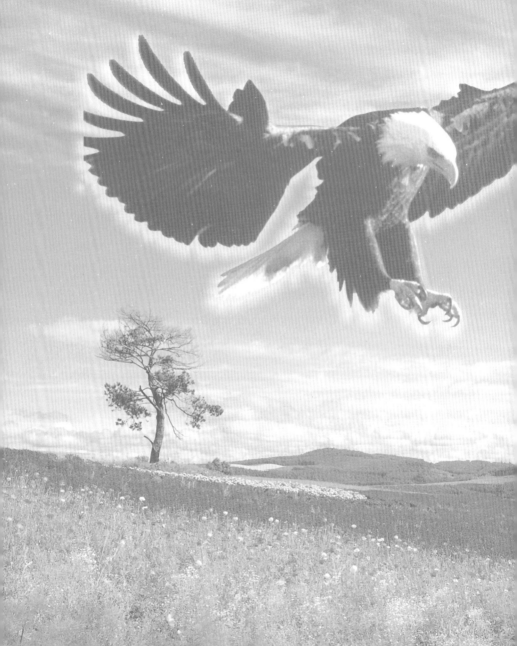

大展好書　好書大展
品嘗好書　冠群可期

休閒保健叢書 22

每天 3 分鐘永保安康

（每天 3 分鐘搞定健康）

余茂基　編著

品冠文化出版社

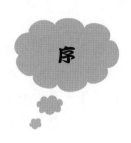

　　欣聞胞弟又出新書，此乃厚積薄發、水到渠成之作而已矣。

　　弟一生研究經絡。憶及 1969 年春節，長兄祥基言傳身教，親授針灸技術，吾與胞弟同爲「關門弟子」。「學成」之後，弟持針治病，竟聲譽鵲起，名聞當地。後入江西中醫學院學習，又拜全國針灸學會秘書長田從豁先生爲師深造，技藝突飛猛進。吾雖至今還常常施展小技爲人解除病痛，然難望其項背也。

　　弟之針灸功力吾曾親歷。20 年前，吾突發心絞痛，胸悶欲絕、早搏頻頻、面色蒼白、四肢厥冷、汗如雨下、神識模糊。弟速刺內關，針甫入即覺有暖流自手腕處緩緩向上流動。一經流入心臟，心胸豁然開朗，汗斂肢暖，其病若失。噫！經絡的作用如此迅捷，敢不信耶？爲使同道有所借鑒，弟特撰文發表在 1990 年《中醫雜誌》上。

　　弟之經絡鍛鍊動作簡單，自成一體，不僅健身，且重在防病治病。吾年逾花甲，偶染微恙，弟授予經絡鍛鍊之法，常不藥而癒，亦堪稱奇。

　　普度眾生，頤養天年，無病無痛，共赴壽域，是胞弟

之心聲，弟亦因此而耗費了一生的心血。弟鑽研針灸技術，著有《中國針灸臨床大全》、《古代針灸醫案釋按》等書。然針灸技術難學難精，不易推廣，弟又探討按摩、拔罐、刮痧、外敷、足浴等療法，著有《家庭療法保健康》叢書等十餘部，旨在讓大眾自學、自做、自救。又擅經絡按摩和經絡鍛鍊，著有《經絡美容》、《身體經絡使用手冊──余氏經絡鍛鍊法》等書。書中皆配以插圖，簡明扼要，讀者只需「按圖索驥」而已。良苦用心唯其自知也。

　　只爲大眾能掌握健身之法，弟竟一生追求，未覺垂垂老矣。惻隱之心，明月可鑒！有道是「凡大醫治病……先發惻隱之心，誓願普救含靈之苦」。

　　先發惻隱之心，仁也，普救含靈之苦，德也。又曰：「大醫精誠」，精，業之精；誠，德之厚也。

　　吾弟數十年埋首研究經絡，頗有建樹，著作等身，可謂業之精，爲大眾健康而嘔心瀝血一生，可謂德之厚。弟兩者兼備，實大醫之風範也。

　　書名中「搞定」字樣似有虛誇之嫌，然足見作者對鍛鍊效果之堅信，讀者不必苛求可也。

　　大眾保健又添良法，實爲幸事，故樂爲之序。

愚兄華基謹識
於上海復興小樓

前　言

　　《每天3分鐘搞定健康》是遼寧科學技術出版社編輯們根據市場需求提出的選題，也是給我的研究課題。

　　當時我手中的一部書剛剛脫稿，接到編輯的電話，問我能否寫一本《每天3分鐘搞定健康》。健康如何「搞定」？而且健康既要「搞定」，時間又要限制，而這時間卻只能給極其短暫的3～5分鐘。諸多「搞不定」的問題令老夫一時不敢貿然答應。

　　說來汗顏，余雖一輩子與經絡打交道，熱衷於經絡鍛鍊的研究，且自以為頗有心得，然數十年來注重的是鍛鍊的健身效果。雖然也注意到動作的「少而精」，但如何在短短的3分鐘之內達到最佳的健身效果，並沒有下過狠功夫。

　　從編輯的約稿要求，我感覺到了大眾的需求，更感覺到了自身研究的差距。為什麼不趁此東風，再作進一步的努力呢？！

　　不敢說廢寢忘食，也不敢說刺股懸樑，半年多的時間竟如白駒過隙，轉瞬即逝。有付出總有回報。雖然未敢企盼本書在大眾健身運動方面有所突破，但可以說在短短的幾分鐘之內就要達到最佳的健身效果，這是一次嘗試，更

是一次挑戰。

　　嘗試，成功了；挑戰，勝利了！不！這只是最初的嘗試，最基本的挑戰！更何況「成功」與否，「勝利」與否，唯一有發言權的是諸位。如果諸位按照我提供的動作進行鍛鍊而獲得了健康，那才是真正讓我興奮和安慰的。

　　在進入「花甲」之年以前，再爲諸位寫一本真正令我自己滿意的，同時也令諸位滿意的「搞定」健康的書，是我此刻最大的願望。

　　本書分 3 章，第一章爲每天 3 分鐘養生保健，介紹了近 40 個單項保健方法，每天做三五分鐘有針對性的動作或體操，就能起到防病健身的作用。第二章爲每天 3 分鐘防治疾病，介紹了 70 餘種疾病的預防、康復方法。第三章爲每天 3 分鐘美體保健，介紹了 25 種美體美容、塑身減肥的保健方法。

　　普天之下，沒有病痛，男女老少，健康和諧，這是多麼美好的理想目標。無論目標多麼遙遠，只要您開始行動了，您離這目標就近了一步！

　　每天鍛鍊 3 分鐘，靠近健康一小步；每天靠近一小步，健康就會悄悄地來到您身邊。行動吧，用汗水迎接健康，擁抱健康！

　　我期待著您的滿面笑容！期待著您的生龍活虎！期待著您永保青春！

余茂基

於上海小富人家思源齋

目　錄

大展好書　好書大展
品嘗好書　冠群可期

休閒保健叢書 22

每天3分鐘永保安康

（每天3分鐘搞定健康）

余茂基 編著

品冠文化出版社

　　《每天 3 分鐘搞定健康》是一本介紹如何用快速簡單的方法達到健康的經絡鍛鍊的書。之所以書名冠以「每天 3 分鐘」的字樣，一是強調每天都得鍛鍊，另外一層意思是說每次鍛鍊只需 3 分鐘。3 分鐘只是表示時間很短，並不一定是嚴格的時間概念，因此，大家也可以理解爲 3~5 分鐘。

　　3~5 分鐘十分短暫，按照鍛鍊的套路肯定無法完成，因此，每一種病只用 1~2 個動作，就是寫作本書的基本想法。

　　動作要高度精煉，效果要特別顯著，普通的體育鍛鍊動作肯定無法勝任，但是，在古老的經絡鍛鍊中卻能夠找到答案。

　　經絡鍛鍊就是透過形體動作刺激經絡，激發和利用經絡對全身氣血的調節作用來達到健身效果。

　　人體的經脈遍佈全身，人的雙手分佈有手三陰、手三陽共 6 條經脈，人的雙腿分佈有足三陰、足三陽共 6 條經脈，合計手、腿上就已經分佈有 12 條經脈。而且這些經脈左右對稱，也就是說，左側有 12 條經脈，右側也有 12 條經脈。

其他還有縱橫交錯的奇經八脈，包括分佈於腰背部的督脈、分佈於胸腹部的任脈、主管人體活動的陰蹻脈和陽蹻脈、主管陰陽平衡的陰維脈和陽維脈等。加上手、腿上的 12 條經脈，總共就有 20 條經脈。

至於絡脈，是經脈的分支，和西醫所說的毛細血管和神經末梢相似，可以到達全身的每一個「角落」。與經脈構成了無處不到的巨大的「資訊網」和「營養輸送網」。

透過經絡鍛鍊可以激發全身 20 條經脈的經氣，並刺激心血管、呼吸中樞，增加心臟的輸出量和肺臟的通氣量，使全身氣血暢通無阻，並由經絡傳導，使臟腑的功能達到平衡。

經脈上還分佈有成百上千的穴位，這些穴位是人體經脈與外界的通道，在正常情況下，穴位可以傳導經氣、傳輸臟腑氣血精華，對周圍組織起滲灌作用。在進行經絡鍛鍊時，肢體的動作和按壓、揉捏，給予穴位一定的刺激，這種良性的刺激傳入經脈，使經脈發揮調節和治療的作用。

經脈的作用是強大的、無法估量的。它伴隨著您的一生，並且每時每刻都在為平衡和促進您的健康努力地工作。

早在 2500 年前，中國現存的第一部醫學巨著——《黃帝內經》中，就告訴人們：「經脈者，人之所以生，病之所以成，人之所以治，病之所以起。」在這部現存最早的最具權威的古代醫學經典著作中，只用了 15 個字就高度概括了經脈的作用，這 15 個字是「行血氣、營陰陽、調虛實、決死生、處百病」。是說經絡能夠調節陰陽、運行

氣血、判斷虛實，還能夠防治百病、決定人的生死。

「行血氣」：人身唯氣、血二字，俗話說，人爭一口氣，只要不咽氣，生命仍存在，只要血還在流動，氣行則血行，血氣不行，五臟六腑如何工作？

「營陰陽」：人身中陰陽最爲要緊，陰附於陽，陽附於陰，陰陽平衡則生命得以延續，「陰陽離決，生命乃訣」。

「調虛實」：「調」是「調整」，「虛」多指體質虛，「實」則多指病邪盛。也就是醫書中所說的「瀉其有餘，補其不足」，「有餘」就是「實」，「不足」就是「虛」。

「決生死」：就是說經脈的功能正常與否，能決定人的生與死。人之所以能維持生命，是由於經脈縱橫交錯，出入表裏，貫通上下，內聯五臟六腑，外至皮膚肌肉，氣血流通，陰陽交貫。倘若經脈擁塞，氣血不行，疾病頃刻而至，嚴重者導致「陰陽離決」，生命終止。

「處百病」：「處」是「決斷」，是說經脈的運行情況對所有疾病治療的重要性。診斷疾病時要用到經絡，「凡治病不明臟腑經絡，開口動手便錯」。治療疾病時，要「通其經脈，調其血氣」。因此疾病的治療、身體的康復，都必須從調理經絡入手。而調理經絡則重在一個「通」字。只要經脈暢通，氣血周流，小病易癒，中病無憂，即使是重病也必無大礙。

養生是中醫老祖宗的「拿手好戲」。中醫認爲，人的神氣屬陽，易動難靜，透過鍛鍊，摒除雜念，安定神氣，調濟精氣，則能夠使神氣得到充養。動以養形，靜以養

神，動靜結合，即可兼養形神，從而驅除疾病，使生命活動長盛不衰。

動則行氣活血，疏經通絡，強筋壯骨，滑利關節，以壯形體、調臟腑。靜則收心納意，輕鬆自然，全神貫注，以培育正氣。

「動則生陽」，素體陽虛者應以動養爲主。「靜則生陰」，素體陰虛者應以靜養爲主。值得注意的是，這裏說的是「爲主」，意思就是動、靜都不能偏廢，只是搭配的比例不同而已。

古代養生家說：「我命在我不在天。」幾千年以前古人已經認識到了人的生命存亡、年壽長短，決定於自身，並非決定於天命，表現出了自己掌握自己的命運，自己管理自己身體的樂觀的積極態度。

人有天生強壯的，也有素來稟賦不足的，您看，有的身高馬大，有的矮小怯弱；有的苗壯如牛，有的氣怯似鼠；有的聲若洪鐘，有的音如游絲；有的面色紅潤，有的蒼白如紙；有的倒頭便睡，有的反側難眠；有的食慾難遏，有的開口即飽；有的溲通便暢，有的尿澀便難；有的三九寒冬仍怕熱出汗，有的三伏酷暑卻畏寒肢冷……體質各異，難以勝數。

但是，無論強壯還是怯弱，生命得以延續總歸需要消耗，中醫有一句話，叫做「年過四十，陰氣自半」，說的就是人體自然衰弱的規律。怯弱者會衰退，強壯者也會衰退，這是不爭的事實，但如果怯弱者會保養，會鍛鍊，而強壯者卻「聽之任之」，情況就會大不一樣。原本怯弱者的健康狀況說不定會超過原本強壯者。這就是鍛鍊的好

處。

您或許會說，我並不懷疑經絡鍛鍊的有效性，不過，60歲以前忙於事業，沒有時間也沒有心思好好地鍛鍊；60歲以後退休了，有時間鍛鍊了，但是不是臨渴掘井、臨陣擦槍，就是遠水不解近渴呢？

我可以認真地告訴您，一點都不晚，爲什麼？過去說「60小弟弟，70不稀奇」，現在要說「80歲才是老年的開始」。當然，這不是我說的，這是國內外科學家經過長期研究後在發表的論文中得出的結論。

老年階段的推後，爲我們留出了大量的時間，即使是從60歲退休後算起，到老年開始，還有20年。這20年有多少有意義的事情等著我們去做；這20年我們還可以好好地鍛鍊，好好地延長生命，提高生活品質，創造出一種全新的生活方式。

最美還是夕陽紅，從現在開始鍛鍊，一點兒也不晚！開始吧！立即行動！

如果您已經下了決心，要開始進行鍛鍊，那我還要叮囑您幾句：

一是鍛鍊要趁早。及早鍛鍊，體質能及早得到增強，在疾病早期就進行鍛鍊，功能及早得到恢復，疾病及早得到痊癒；外傷後更要及早鍛鍊，以預防肌腱、血管及神經等與周圍組織的粘連。如果在粘連和瘢痕組織形成後再開始鍛鍊，則難免事倍功半，甚至不可逆轉，則後悔莫及。

二是堅持不懈，不要「三天打魚，兩天曬網」。許多慢性病，儘管經絡鍛鍊對功能恢復有較好的作用，但這是一個緩慢的從量變到質變的過程，沒有量變的積累，就沒

有質變的結果。在經絡鍛鍊之初，就要做好充分的思想準備。只有做好了充分的思想準備，才能持之以恆，才能有意外的收穫。

三是要循序漸進，「心急吃不得熱豆腐」。鍛鍊的強度和運動總量要由小到大，使身體逐漸適應，如果心急，突然地加大運動量，不僅毫無益處，還有可能損害機體，加重病情。這叫「欲速則不達」。應當隨著全身情況和局部功能的改善，運動量「悄悄」地增加，人體功能就在「不知不覺」中得到了改善。

如何能做到循序漸進，恰到好處地掌握運動量呢？這裏有一個原則可供參考，六個字：「酸加，痛減，麻停。」如果鍛鍊後僅覺肌肉酸脹或稍有脹重感，可略爲加大一些運動量，最起碼維持原有的運動量。如果局部稍有疼痛，應當減輕一些運動量。如果出現麻木感，應當立即停止鍛鍊，並及時請醫生查明麻木的原因，以免耽誤病情。

四是要注意全面鍛鍊。人體是一個統一的整體，各部分之間有密切的內在聯繫。無論疾病的輕重或創傷的大小，其恢復過程都不可能是局部的，而在很大程度上取決於全身情況。因此在側重對某一肢體進行鍛鍊時，不要偏廢全身的經絡鍛鍊和腹部呼吸運動。既要突出重點，又要與全身的經絡鍛鍊相結合。

五是不同的疾病、不同的階段，要選擇不同的鍛鍊方法。病有輕、重、緩、急、內、外、婦、兒之別，體質有少、壯、老、邁、敦實、贏弱之異，書中已根據疾病爲您提供了鍛鍊方法，至於鍛鍊強度則因人而異。

一般情況下，慢性病、病情較輕和年輕、體質較好者的運動量，比急性病、病情較重和年齡較大、體質較差者大一些。

　　記住了這五點，就差不多可以行動了，不過，我還要送您八個字：量力而行，持之以恆。

　　還想再說一句，在開始鍛鍊前，您首先必須先戰勝自己，戰勝自己的惰性。您想，忙忙碌碌一天，回到「溫馨的港灣」，酒足飯飽之後深陷在軟軟的沙發中，咀嚼著香甜可口的零食，眼盯著引人入勝的電視節目，或是「堅守」在電腦前上網、聊天，這是何等愜意、何等溫馨的生活！然而您是否意識到，正是這種愜意、這種溫馨正在悄悄地吞噬您的健康、消磨您的意志、瓦解您的決心！惰性不除，一事無成！

　　少坐一會兒沙發，少吃一點兒零食，少看一會兒電視，少上一會兒網，踏踏實實地走出鍛鍊健身的第一步吧！戰勝了自己的惰性之後，再翻開這本書，尋找到適合自己的鍛鍊方法，您才有可能堅持不懈，才有可能持之以恆，才有可能「修成正果」！

　　挽回健康，無論何時均為未晚！只要您還「在意」自己的健康，那麼每天早起３分鐘，或是晚睡３分鐘吧，相信您一定能夠做得到！

　　３分鐘，一眨眼的功夫，然而就是這一眨眼的功夫，能換回健康！

　　相信我，沒錯！

第一章｜*每天 3 分鐘養生保健*

1 聰耳助聽——搓耳掩耳

耳朵是聽覺器官，但耳不僅僅是聽覺器官，有句話說得好，聰明聰明，耳聰目明。

按摩耳廓有聰耳助聽的功效，這一點早在唐代就已經被認識到了。

如唐代醫學家孫思邈的著作《千金翼方》中就有記載說：「清旦初起，以左右手摩交耳，從頭上挽兩耳引發，則面氣流通，如此令人頭不白，耳不聾。」

從經絡理論來看，人的耳朵是整個人體的縮影，其形狀頗像一個倒懸於母腹中的胎兒，耳廓上的每一個部位都與人體的五臟六腑、四肢百骸有著密切的聯繫。

根據耳廓穴位的分佈特點，對耳廓進行搓壓、提拉等動作的按摩，以運行經脈之氣，調整全身氣血，從而達到聰耳助聽的效果。

每天 3 分鐘

搓耳掩耳

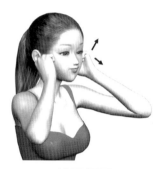
搓耳提耳

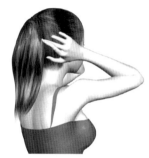
掩耳彈指

1. 搓耳提耳

雙手掌輕握雙耳廓，先從前向後搓，再由後向前搓，反覆交替搓壓，以耳廓皮膚略有潮紅，局部稍有烘熱感為度。再用拇指、食指捏住耳垂，向外下方及外上方提拉。反覆交替進行。

2. 掩耳彈指

用兩手掌掌心掩住兩耳孔，兩手食指分別壓在中指上，突然發力，食指從中指上滑下而彈擊後腦勺上，可聽到「咚」的聲響。兩手食指可同時彈擊後腦勺，也可左、右手食指交替彈擊。

2 益智健腦──搓掌捂腦

搓掌捂腦可以說是益智健腦最簡單的方法了。

搓掌就是兩手手掌相合，快速搓動，使之生熱，速度越快，手掌越熱，效果越好。

搓掌不僅能使手指更加靈活自如，而且通過手部肌肉、關節的運動，可以刺激大腦，能強化手、腦反射，促進思維，益智健腦。

搓掌捂腦能夠益智健腦還有更深層的醫學道理。據研究，其原理與生物電流有關。大腦疲勞時，大腦部位的生物電流就低。手掌搓熱後會產生高位電流（手掌本來就比其他身體部位的生物電流要高，再一搓熱就更高），當搓熱的手掌捂住腦部，高位的生物電流自然而然地流向低處──大腦疲勞部位。

這種生物電流很容易地滲透到身體的組織中去，所以它不僅能很快地消除大腦疲勞，還能改善腦部的血液循環、暢通氣血、調和百脈、提高大腦的供氧量，達到消除疲勞、振興精神、增強記憶、提高智力等作用。

基於上述原理，搓掌捂腦並不局限於後腦勺，如腦門、兩側太陽穴、頭頂以及感覺難受的部位都可捂一會兒，直到舒適為止。

一般只需 2～3 分鐘的時間就可消除疲勞、不適感。

每天 **3** 分鐘

搓掌捂腦

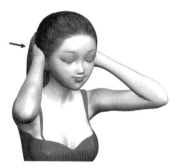

搓掌捂腦

　　兩手手掌相對，用力快速搓熱後，迅速放在後腦部位，同時眼睛微閉，仔細體會手掌上的溫熱慢慢傳入腦內的舒適感。

　　捂腦片刻後再將雙手手掌快速搓熱，繼續捂腦，如此反覆進行。

3 腦力疲勞——抓耳梳頭

　　腦力疲勞過度會出現頭腦昏沉、反應遲鈍、注意力不易集中、思考困難、慾望下降、工作效率降低等症狀。用

腦時間過長或用腦時間雖然不長但過度緊張，易引起大腦的血液和氧氣供應不足，此時就會出現疲勞感，由人體的回饋系統，使大腦皮質中樞神經系統從興奮狀態變為抑制狀態。

消除腦力疲勞的最好方法是適當參加體育活動，如打球、做操、散步等，甚至做家務都是很好的消除腦力疲勞的方法。

抓耳撓腮和十指梳頭都是由刺激頭面部的經絡，促進大腦的血液循環而消除大腦疲勞。

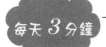

抓耳梳頭

1. 抓耳撓腮

牽拉、按摩耳朵及撓動腮部，能刺激循環在這些器官上的經脈，促進血液、淋巴液的循環和組織間的代謝，使疲勞得以消除。

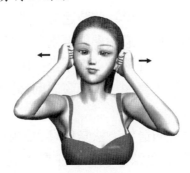

抓耳撓腮

2. 十指梳頭

十指自然彎屈，略張開如梳子狀，從前額經過頭頂部向腦後部梳。梳時宜緩慢，力度先輕後重，直至頭皮及整個頭部感覺發熱。十指梳頭能夠刺激頭部穴位和頭皮神經末梢，促進大腦的血液循環，從而消除大腦疲勞。

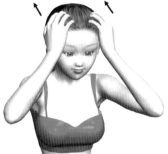

十指梳頭

4 體力疲勞——貓伸翻轉

體力疲勞的主要表現為四肢乏力、肌肉酸痛，但精神尚好，這是與腦力疲勞最明顯的區別。產生體力疲勞的原因是體內代謝產物（乳酸等）來不及排出而過多地儲存在血液中，使肌肉酸脹疼痛。這種資訊回饋到中樞神經，人就產生了疲勞感。

消除體力疲勞的最佳方法是休息和睡眠，其次要積極地進行鍛鍊，因為鍛鍊是積極、主動而且十分有效的休息。它能幫你鬆弛神經、緩解疲勞、釋放壓力。

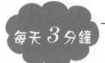
每天 **3** 分鐘

貓伸翻轉

1. 跪撐貓伸

雙膝跪地或跪在床上，面部朝下，雙手支撐。吸氣，背部下塌，抬頭並向後仰起，同時臀部向上翹。片刻後呼氣，背部弓起，頭下垂，下巴靠向胸部。如此反覆做 10 遍。

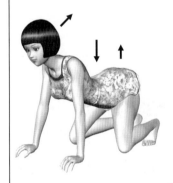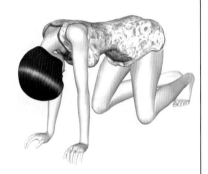

跪撐貓伸

2. 翻轉點地

仰臥，雙臂伸直，掌心向下，置於身體兩側，雙腿併攏、上舉，臀部抬高，直至與地面或床面垂直，雙腿越過頭部，腳尖觸及地面或床面。保持此種姿勢約 1 分鐘，然後雙腳抬離地（床）面，經過頭部，再恢復到開始時的仰臥姿勢。反覆做 3～5 遍。

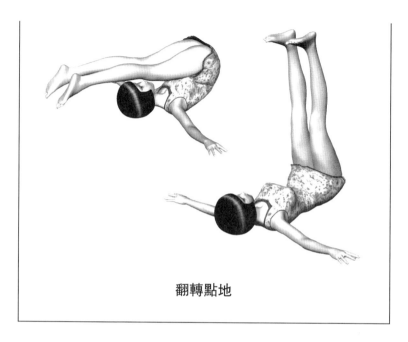

翻轉點地

5 精神壓力──擠壓五指

　　精神壓力來自於工作、家庭、社會的方方面面，它讓
人焦慮、煩躁、無精打采。運動是放鬆身心、消除精神壓
力的好方法。據研究，休息 40 分鐘，可以讓您輕鬆 20 分
鐘，而做 40 分鐘的運動，可以減少壓力長達 3 個小時。而
且運動越激烈，消除精神壓力的效果就越好。

　　擠壓手指能夠緩解壓力，手指上分佈有與精神壓力有
關的 6 條經脈，透過按壓、揉捏手指上的經脈來消除精神
壓力，因為隨時隨地可以進行，因此，擠壓手指不乏是一
種十分方便而有效的方法。

每天 **3** 分鐘

擠壓五指

1. 擠壓手指

左手自然伸平，右手拇指放在左手任一手指上，其餘四指與大拇指輕輕擠壓左手這些手指；再換右手。各做 20 次。

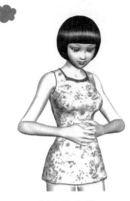

擠壓手指

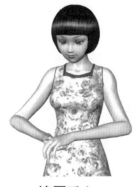

2. 擠壓手心

右手大拇指放在左手食指和中指上，右手其餘四指從手心方向擠壓；再換左手。各做 20 次。

擠壓手心

3. 上挺手指

左手無名指指甲頂住左手大拇指指肚，其餘四指用力向上挺；再換右手。各做 25 次。

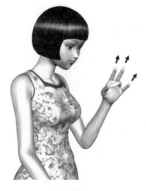

上挺手指

4. 按壓指肚

　　兩手中指指肚合攏，其餘四指交叉放在指根處，輕輕按壓 10 次。

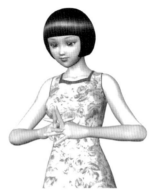

按壓指肚

6　柔軟脊柱——鼻尖觸膝

　　人到中年以後，骨質逐漸疏鬆，肌肉組織彈性減弱，脊柱開始出現退行性變化，比如骨質增生、腰椎間盤突出、慢性腰肌勞損等，彎腰、側身等動作開始遲鈍，動作的幅度開始減小，腰背變得僵硬。

　　脊柱是人體的「中流砥柱」，人體的一切活動無不依賴著它。有句話說：「你的脊柱有多柔軟，人就有多年輕」，恐怕不無道理。

　　鼻尖觸膝等動作能使脊柱變得柔軟，變得有力、靈活，變得韌性十足，使脊柱能適應各種活動的需要。

每天 **3** 分鐘

鼻尖觸膝

1. 鼻尖觸膝

坐正，雙腿向前平伸，脊柱保持自然，肩部放鬆。上身向前屈曲，直至感覺到雙腿的肌肉有牽拉感為止。反覆數次後，抬起一側大腿，屈膝，雙手抱住一側膝蓋，直至膝蓋與胸部貼緊，以背部有牽拉感但不覺疼痛為度。保持數秒後放鬆，換另一側，動作相同。反覆做數遍。

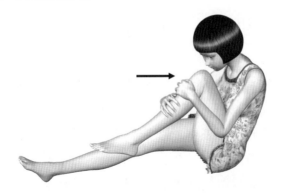

鼻尖觸膝

2. 沙發挺背

俯臥在沙發上，雙腳搭在沙發的一邊，雙手放在雙肩下，吸氣時，緩緩抬起上身，呼氣時，抬頭，頸部放鬆，上身直立，保持數秒鐘。反覆做 5～10 次。

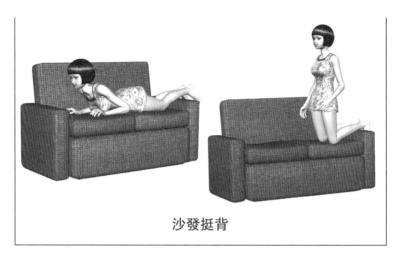

沙發挺背

7 睡前助眠──拍身呼吸

　　睡前助眠有很多好方法，睡前熱水浴足就是盛行的助眠方法，還有很多的食療方能夠幫助您入眠。如睡前喝 1 杯熱糖水或是喝 1 杯熱牛奶，或是喝 1 碗百合粳米粥。百合蒸蜂蜜、萵筍帶皮切片煮湯，都有一定的助眠效果。

　　不過，睡前鍛鍊有更好的、更持久的助眠效果。

　　據國外研究，睡前鍛鍊能加強心肌收縮力量、加快周圍血液向心臟回流，從而可減輕心臟的負擔，使人的身心放鬆。同時還可以提高呼吸肌和膈肌的活動範圍，加大呼吸深度，增加肺活量，改善肺部通氣功能，增加機體內血氧含量。

　　掌拍全身和腹式呼吸的方法是在長期的經絡鍛鍊實踐中總結出來的，值得一試。

每天 **3** 分鐘

拍身呼吸

1. 掌拍全身

　　站立，用雙手掌輕拍全身肌肉，緩慢地從胸部、背部、腰部、臀部、手臂、大腿、小腿，直至拍打全身。開始動作宜輕，適應後逐漸加強力度，以不感覺疼痛、感覺舒適為佳。拍打時間以全身發紅、發熱為度。

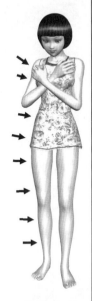

2. 腹式呼吸

　　仰臥，全身放鬆，雙手伸直放在體側，掌心向上，緩慢吸氣意想所吸之氣到達小腹，讓小腹慢慢鼓起，呼氣時，收縮腹肌，讓小腹凹進去。每分鐘 10 次左右，每次 5 分鐘。

掌拍全身

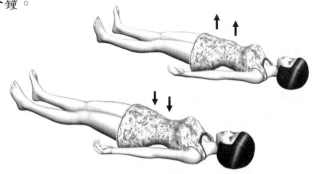

腹式呼吸

8　增強平衡——勾腿飛雁

　　人體的平衡涉及到視覺、本體感覺、內耳前庭、小腦。這些平衡器官一旦出現一些「情況」，協調統一的局面被打破，就會無法保持平衡。跌跌撞撞就是我們所看到或感覺到的症狀。暈車、暈船也是平衡系統出現問題的表現。經常運動可以提高保持平衡的能力。

　　有些疾病，如腦癱、腦中風後遺症、小腦型共濟失調以及各種腦病所引起的平衡功能障礙，也可參考本鍛鍊作為家庭康復訓練使用。

每天 **3** 分鐘

鼻尖觸膝

1.勾腿站立

　　站立，將重心移至右腿，稍屈右膝，提起左腿，使左大腿後側緊貼右大腿前側，左小腿外側緊貼右小腿外側，左腳尖勾住右腳踝。兩前臂相交，讓兩手手心相貼，保持平衡30～60秒。然後呼氣，兩手分開放於體側，放下左腿，放鬆。左、右腿交替，反覆3遍。鍛鍊時，如果左腳勾

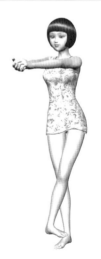

勾腿站立

不住右腳踝，放於右小腿旁或右小腿後側也可；兩手心不能相貼，手背相靠也可。

2. 獨立飛雁

站立，雙手平舉，一條腿向後抬起，同時挺胸、抬頭向前看。左、右腿交替進行。

3. 抓足前傾

雙腳併攏直立，重心轉移右腿，吸氣，抬起左手手臂，彎屈左膝，右手抓住左腳腳趾，大、小腿儘量貼緊，眼睛平視前方，呼氣，身體前傾，手臂向前伸展。保持這個姿勢儘量長的時間。吸氣，身體回到正立姿勢，右手鬆開，呼氣，手腳回復原位，換做另一側。

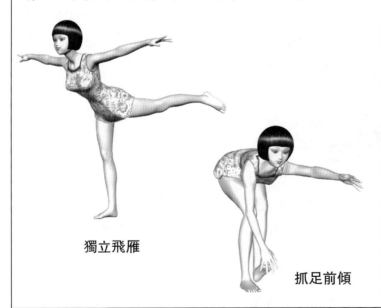

獨立飛雁

抓足前傾

9　眼部疲勞——熨眼遮光

　　眼睛是人體中工作時間最長的器官之一，除了睡覺以外，眼部肌肉隨時處於緊張的狀態。眼部疲勞的主要原因是用眼過度，因此緩解眼部疲勞最重要的措施就是保證眼睛的休息。此外，滴眼藥水、冷水外敷、按摩眼球等都有緩解眼部疲勞的作用。

　　美國保健協會的專家們建議，眼部疲勞時不妨打個哈欠，您會收到意想不到的緩解眼部疲勞的效果。因為打哈欠有助於放鬆眼部肌肉，促進眼部血液循環，不僅能緩解眼部的疲勞，還能使眼睛感覺更明亮、更舒適。

　　熱掌熨眼是千百年來一直沿用的迅速緩解眼球平滑肌痙攣的有效方法。托腮遮光中托腮使頭部及眼球放鬆，遮光使眼球免受光線的刺激而容易放鬆。

每天 3 分鐘

熨眼遮光

1. 熱掌熨眼

　　自然閉上眼睛，用食指、中指、無名指的指端輕輕地按壓眼球，也可以旋轉輕揉 15～20 秒。然後兩手掌相合，用力搓動，手掌發熱後迅速敷於兩眼眼皮上，熱熨片刻後雙手再搓、再敷。反覆做 20～30 次，

或以雙眼舒適為度，多數不限。

2. 托腮遮光

一手肘部放在桌上，用手掌來支撐頭部的重量，另一手手掌置於兩眼眉毛處，遮住光線。緩慢地呼吸，使全身入靜。1～2分鐘後睜開眼，便覺眼睛清亮。

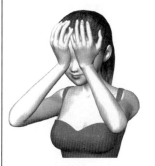
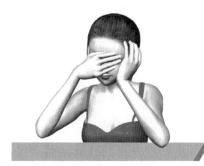

熱掌熨眼　　　　　　　托腮遮光

10 視物昏花──搖身視物

視物昏花的原因很多，其中主要原因還是因為用來調節遠近焦距的眼球睫狀肌的調節能力下降而出現的。

中老年人由於眼球睫狀肌逐漸老化，收縮、舒張的能力下降，因此，在中老年人群中普遍存在不同程度的視物昏花。

民間常先用冷水洗眼，再用熱毛巾敷眼，同時用鼻孔吸進熱氣，如此反覆洗眼、敷眼，時間約為 5 分鐘，能起

到明目的作用。原理是由於冷暖交替，使眼睛的神經、血管和肌肉一會兒收縮一會兒擴張，從而增強神經、血管和肌肉的彈性，使調節遠近距離的睫狀肌能調節到最佳距離，使影像較好地聚焦到視網膜上，提高視物的清晰度。

搖身視物能夠明目的原理就是由鍛鍊眼球睫狀肌的調節能力，從而改善視物昏花的狀況。

每天 3 分鐘 搖 身 視 物

搖身就是搖動身體，有兩種搖法，坐著搖或是站著搖都可以。

①坐著搖

端坐，以腰部為中心，使上半身左右搖晃。

②站著搖

站立，雙腳分開，與肩同寬，身體挺直，然後向左、右搖晃。搖晃的角度以另一邊腳跟微微浮起為最好。

搖晃時，視線必須隨著身體的搖晃移動。由於被視物體隨著搖晃不斷地變化著距離，眼球睫狀肌也就不斷地進行調節。所以不論坐著搖還是站著

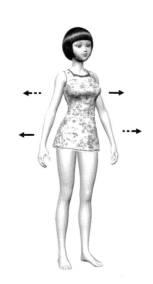

搖身視物

搖，千萬要記住，眼睛一定要盯住某一物體，否則起不到期待的效果。

11 預防大腦退化——伸舌搓頸

運動能夠預防大腦退化，是因為運動可促進神經生長素的產生，而且有利於大腦抑制功能的解除，提高中樞神經系統的活動水準。

醫學專家大多提倡多活動手指，那是因為手指的精細動作能夠刺激大腦而防止腦退化。並且指出，雙手交替運動是刺激大腦兩半球的好辦法。活動手指的形式多種多樣，如彈奏樂器、轉動健身球等，還有寫字、繪畫、編織、玩玩具等。

然而，活動舌頭也有相同的健腦作用，活動舌頭能刺激到舌神經，而舌神經是大腦直接「管轄」舌頭的神經。通過舌頭的活動，就能逆向將資訊傳導到大腦，使大腦展開積極的思維而防止退化。

每天 **3** 分鐘 **伸 舌 搓 頸**

1. 伸舌搖擺
嘴巴張大，舌頭伸出，停留 2～3 秒鐘後縮回，反

覆 5～6 次。然後頭部上仰，下巴伸展，嘴巴張大，伸
出舌頭，停留 2～3 秒鐘後縮回，反覆 5～6 次。最後
舌頭在嘴巴外面向左、向右各擺動 5～6 次。

2. 三指搓頸

在嘴巴張開、舌頭伸出並縮進及擺動的同時，用
右手食指、中指與無名指的指腹，在左耳下邊至咽喉
處上下搓擦 30～40 次。然後，用左手三指的指腹反方
向上下搓擦 30～40 次。

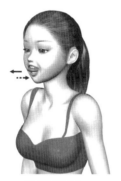

伸舌搖擺

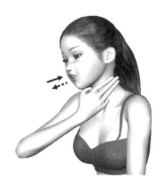

三指搓頸

12 增強臂力——撐牆推牆

人到中年，肌肉的力量開始衰退，如果不注意鍛鍊，
衰退的速度會加快。許多中老年人經常感到腰酸背痛，四
肢乏力，上、下樓梯費勁，下蹲及彎腰困難，提取重物常
常力不從心，顯然，肌肉力量大不如前。

抓緊鍛鍊，恢復肌力，是您當前最需要做的。肌肉力量不減當年，才能「寶刀不老」，是否？

　　不去健身房，也沒有槓鈴、啞鈴，您照樣可以鍛鍊，撐牆推牆都能增加您手臂的力量。

每天 **3** 分鐘

撐 牆 推 牆

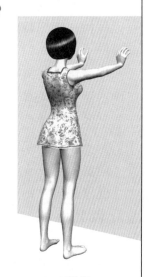

1. 兩手撐牆

　　面對牆壁 40～50 公分遠，兩手撐扶牆（窗臺或椅子）上，做立臥撐，共做 50～60 次。

兩手撐牆

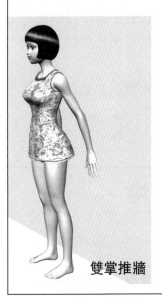

2. 雙掌推牆

　　背靠牆站立，兩臂下垂，兩手手掌貼牆，用最大的力量推牆，兩腳努力站穩，數秒鐘後放鬆。重複 10 餘次。

雙掌推牆

13 增強腿力——踮腳下蹲

常言道：「樹老根先竭，人老腿先衰。」人到中年以後，隨著年齡的增長，首先感覺到的是漸漸地兩腿不聽使喚。有研究證實，「上了年紀」後，上身肌肉的力量一般可以保持在年輕時的七成左右，而腿部的力量則明顯地提前衰退了。

中老年人如果不重視運動，會使肌肉減少（由中年時肌肉占體重的 45%下降到 25%），腿力大不如前也就是理所當然的了。當然，運動過少，飲食量下降，除了使食物中的營養成分（如蛋白質、骨膠原等）吸收、利用減少外，還會引發多種疾病。

健康長壽，始於足下，鍛鍊的目的是增加腿的肌肉力量及柔韌性，肌肉力量和柔韌性增加了，自然腿上有勁，行動也會敏捷得多。

踮腳和下蹲是最簡便、有效的兩個基本動作，雖然動作簡單，但增強腿力的效果不容小看。

每天 **3** 分鐘

踮 腳 下 蹲

1. 力踮腳尖
雙腳併攏，用力踮起腳尖，放鬆，再踮起腳尖，

反覆連續做多次。蹺腳不受場地、時間和器械等條件的限制，最主要的是能鍛鍊下肢的經絡，改善血液循環和加強肌肉力量。

2. 屈膝下蹲

　　站立，兩腳分開，與肩同寬，屈膝下蹲至大腿接近水平位時即可，稍停後還原。反覆做

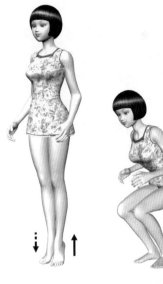

力蹺腳尖　　　　**屈膝下蹲**

多次。如腿力好，可兩手持啞鈴（一般重3～4公斤）於肩上。兩臂用力上舉至臂伸直，同時屈膝下蹲。

14 防癌——毛巾擦背

　　日本東京大學的一項研究證實，用毛巾擦背確有預防癌症的作用。其防癌的原理是，皮下有一種細胞組織，它們平時「潛伏」不動，或者說是在「養精蓄銳」。當用毛巾擦背，刺激到這些細胞時，這些細胞就會異常活躍起來，並進入血液循環，演變成為具有吞噬癌細胞能力的網

狀細胞。

中醫經絡理論認為，人體的背部正中有督脈，兩旁各有 2 條膀胱經，總共 5 條經脈，是調節人體神經系統、心血管系統、消化系統重要的部位，因此，摩擦刺激背部的經脈，能夠增強人體的免疫力，即所謂「正氣存內，邪不可干」，從而使人體免受癌症的侵犯，或是將癌症消滅於萌芽狀態。

早在 2000 多年前的中醫經典著作《黃帝內經》中就有記載：「聖人不治已病，治未病，不治已亂，治未亂。」所謂「上工治未病」，就是強調疾病尚未發生或疾病尚在萌芽階段，就能消滅於無形，這才是最好的醫生——「上工」。

每天 *3* 分鐘

毛巾擦背

將毛巾浸於溫水中，熱天水溫以 20℃為宜，冷天時以 40℃為宜，毛巾稍擰乾後，即可擦拭後背，重點擦背部正中線，即脊柱部位，包括頸椎、胸椎、腰椎、骶椎，順序是自上而下反覆揉擦數分鐘，用力以感覺舒適為度。

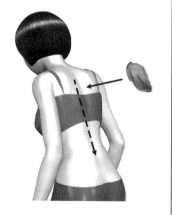

毛巾擦背

15　美容除皺——洗面按摩

愛美之心，人皆有之。隨著人民生活水準的提高，人們對美的渴望、要求也愈來愈強烈，尤其是女性同胞更希望能延緩衰老，保持肌膚的彈性，追求面部的細嫩、體態的優美等。

洗面按摩的作用是增進血液循環，給組織補充營養，增加氧氣的輸送，促進細胞新陳代謝的正常進行，幫助皮膚排泄廢物和二氧化碳、減少油脂的積累、使皮膚組織密實而富有彈性，排除積於皮下過多的水分而消除腫脹和皮膚鬆弛現象，有效地延緩皮膚衰老；使皮下神經鬆弛，得到充分休息，消除疲勞，減輕肌肉的疼痛和緊張感，令人容光煥發。

每天 **3** 分鐘

洗 面 按 摩

1. 乾洗面部

屈肘，十指自然彎曲，兩手手掌輕輕覆蓋於面部，如洗臉樣上下來回搓動數十下，直至面部微微發紅發熱為度。

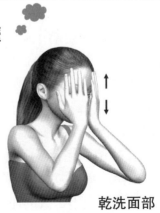

乾洗面部

搓臉時，注意手掌從鼻頭上經過，以搓動鼻頭。此外，雙手食、中兩指可置於鼻翼兩側，搓臉時就能輕輕搓擦此處。

2. 面部按摩

（1）前額部皺紋明顯者，重點按摩前額，並按揉印堂穴半分鐘左右。

（2）外眼角魚尾紋明顯者，重點按摩外眼角處，並按揉絲竹空穴和瞳子髎穴各半分鐘左右。

（3）內眼角處皺紋明顯者，重點按摩內眼角處，並按揉睛明穴和承泣穴各半分鐘左右。

（4）嘴角皺紋明顯者，重點按摩嘴角兩側，並按揉地倉穴和迎香穴各 1 分鐘左右。

16　提高免疫力——搓擦胸背

現代醫學認為，胸骨後面、縱隔前方有一對顏色灰紅、質地柔軟的長梭狀腺體，是一個主宰免疫系統的組織，叫做「胸腺」。「胸腺」隨人的生長發育而增長，性成熟時達到頂峰，重量可達 35 克。此時免疫能力最強。但是性成熟後不久，胸腺便停止發育並逐漸萎縮。這種狀況會一直持續到老年。胸腺的重量也減少到比剛出生時還小。人體的免疫力隨之下降。

正常情況下，人的血液中存在一定濃度的胸腺素，具

有提高免疫功能和抵抗疾病的作用。經常擦胸能使少數功能尚存的處於「休眠」狀態的胸腺細胞重新活躍起來，使胸腺素分泌增加，作用於各臟器組織，可改善臟腑血液循環，促進胃腸和肺、腎的代謝，提高免疫功能。

每天 **3** 分鐘　搓擦胸背

1. 搓擦前胸

先用一手手掌上下搓擦前胸 20～30 下，換另一手同樣操作，兩手反覆交替，直至胸部發紅、發熱為度。

2. 拳搓後背

雙手握空拳，放於後腰部，用虎口處上下搓動，儘量向上至最高處，直至背部發熱為度。也可由他人幫助搓背。

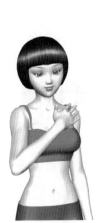

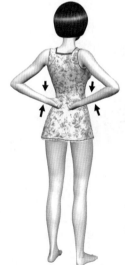

搓擦前胸　　　拳搓後背

17　強身健體──搓足揉腹

據現代解剖學知識，已知足部有 66 個關節、38 塊肌肉、214 條韌帶。更為重要的是，足部有 70 多個反射區和 70 多個與內臟有關的反應點與人體內臟相聯繫。

足部還分佈有 6 條經脈──足三陽經和足三陰經。足三陰經起始於足部，而足三陽經終止於足部，與手三陽經、手三陰經及任脈、督脈相連屬而循環全身。

人人都知道心臟的重要，而位置最低下的足部被稱為人體的「第二心臟」。所以，經常搓捏足部能促進血液循環，激化和增強內分泌系統機能的活動，加強人體的內臟功能和提高人體的免疫能力，從而達到防病治病、強身健體的作用。

每天 **3** 分鐘

搓足揉腹

1. 搓　足

先用左手（也可先用右手）在右足部（包括足底和足背）用較重的手法來回搓捏 30～40 下，然後再換右手在左足部來回搓捏，所用力度和手法相同。左、右足部交替搓捏 200～300 下，或以雙足部溫暖舒適為度。

2. 揉 腹

　　仰臥，雙手相疊於腹部，順時針、逆時針各揉
100 下，每天 1 次。

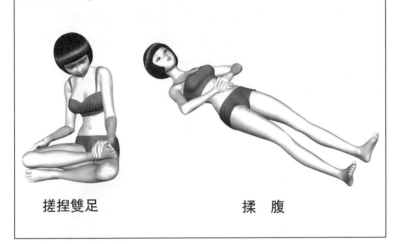

搓捏雙足　　　　　　　　揉　腹

18 生髮醒腦──梳抓頭皮

　　梳抓頭皮有兩大功效，一是生髮，二是健腦。

　　梳抓頭皮有兩大方法，一是用手，二是用梳。用手是
指五指代梳，用梳是指用梳子梳頭。

　　人體的「五臟六腑之精氣，皆上升於頭」，頭皮上分佈
著許多穴位，這些穴位向內聯繫著大腦及五臟六腑，也是大
腦和五臟六腑的功能反映於體表的特定部位。這些經脈擔負
著運行氣血、濡養全身、抗禦外邪、溝通表裏上下的作用。

　　梳抓頭皮，給予這些穴位以良好的刺激，不但可以疏
通腦部氣血，而且還能協調五臟六腑的功能，起到疏通血

脈,使氣血流暢的作用,從而改善頭部毛囊下末梢的血液循環,保證了毛囊的營養需求,毛髮自然生長旺盛了。

經常梳抓頭皮還能防止和治療脫髮、使白髮變黑,還有醒腦、聰耳、明目的作用,可以緩解頭痛,消除過度用腦引起的疲勞等,對偏頭痛、眼疾、失眠等有一定的防治效果。

梳抓頭皮

1. 五指梳抓

五指自然張開,以手指當梳子,從頭皮前正中向後有節奏地梳抓頭皮,反覆進行,直至頭皮感覺溫暖、舒適為度。

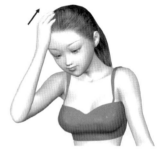

五指梳抓

2. 梳子梳頭

手握梳子,從前到後,由左往右,先輕後重,先慢後快,反覆梳理。

梳理時,平心靜氣,雙目微閉,拋卻雜念。仔細體會梳頭帶給您的酥酥麻麻、似癢非痛的奇妙享受。

剛開始梳抓頭皮的前幾

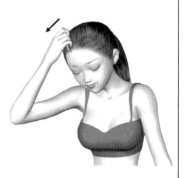

梳子梳頭

天，頭皮可能會感到微麻、略痛，不過別擔心，幾天後前所未有的舒適感就會悄悄來臨。

19 調整內臟——捏扯雙耳

中醫認為，按摩耳穴可以激發經氣、扶正袪邪、調整陰陽、瀉其有餘而補其不足。現代醫學的各種實驗及研究表明，按摩耳穴總體上可以調節機體各項代謝功能，調節內分泌系統，調節植物神經功能，保持細胞內環境的平衡和穩定，並可調整臟腑功能，具有健腦、明目、補腎、健脾、聰耳、利咽、美容、抗衰老等功效。

每天 **3** 分鐘

捏扯雙耳

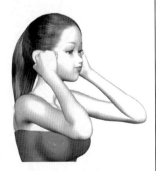

拇指、食指相對，將耳廓置於兩手指之間，反覆地捏，並且邊捏邊移動，直至捏遍整個耳廓，共捏 1～2 分鐘。然後雙手的拇指、食指捏住同側耳尖，向上提拉 20～30 下，再捏住兩耳耳垂，向下拉扯 20～30 下。

捏扯雙耳

耳廓上的經絡和穴位聯繫著整個人體，當人體內臟出現異常或不平衡時，在耳廓的相應部位就會出現反應點，如壓痛、變形、變色、水疱、結節、丘疹、凹陷、脫屑等。

　　捏扯雙耳時，要特別注意捏扯這些反應點，以其良好的刺激透過反應點，起到調整內臟、增進健康的效果。

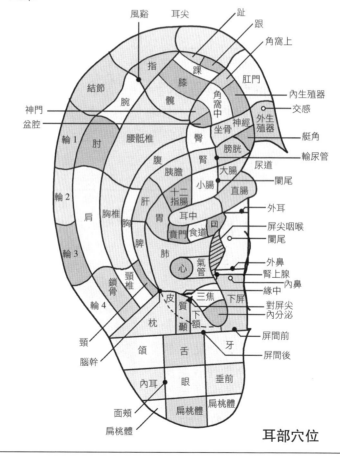

耳部穴位

20　強化肺功能──抓捏腋窩

　　抓捏腋窩能夠促進體液循環，提高呼吸肌的收縮力，從而增強呼吸系統功能，使血液循環更加順暢，流動的速度加快，並且還能調節腦血流量和穩定血壓。

　　據研究，夫妻之間互相抓捏腋窩，能使「性」趣盎然，故有防治陽痿、陰冷的效果。據說，抓捏腋窩還具有使眼、耳、鼻、舌和皮膚感官在接受外界刺激時更加靈敏的功效。

每天 **3** 分鐘

抓 捏 腋 窩

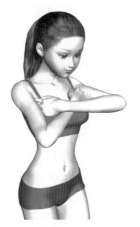

　　左、右臂交叉於胸前，左手按捏右腋窩，右手按捏左腋窩，運用腕力帶動五指有節律地輕輕抓捏腋窩肌肉 2～3 分鐘。

　　腋窩俗稱「胳肢窩」，位於肩下方、上臂與胸壁間凹陷處。

抓捏腋窩

21 提高肺活量──壓胸拍肺

　　經常對胸廓進行牽拉、擠壓，可以促進氣體交換，有效增加肺活量，有研究證明，同年齡段的老年人，當其肺活量越大時，不僅表明他們身體更健康，而且還預示他們的壽命更長。

　　由於運動及牽拉、擠壓胸廓，能刺激和活絡分佈在胸廓上的心、肺、肝、脾以及「總督」一身之陽的督脈和「總任」一身之陰的任脈，因此不僅能提高肺功能，對於支氣管炎、肺氣腫等慢性肺部疾病的康復也極有幫助。

每天 **3** 分鐘

壓胸拍肺

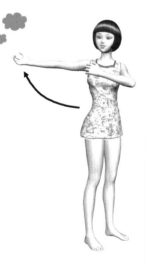

1. 轉體壓胸

　　站立，雙臂下垂，兩腳間距同肩寬，吸氣，擴展胸廓，上身緩慢地向右後方轉動，右臂隨之側平舉並向右後方伸展。然後左手平放於右側胸前向右推動胸部，同時呼氣。向左側轉動時，動作相同。

轉體壓胸

2.抱胸壓胸

　　坐位或站位，深吸氣，同時雙臂交叉抱於胸前，上身稍前傾，然後緩呼氣時還原。再深吸氣，然後緩緩呼氣，同時雙手擠壓胸部，上身前傾。吸氣時還原。

3.抱膝壓胸

　　深吸氣，然後緩緩呼氣，屈膝下蹲，雙手抱膝，大腿擠壓腹部及胸廓，排除肺記憶體留的氣體。

4.睡前拍肺

　　每晚臨睡前，坐在椅子上，上身挺立，兩膝自然分開，雙手放在大腿上，頭放正，眼微閉，全身放鬆，吸氣於胸中，同時抬手，用掌從兩側胸部由上至下輕拍，每次 3 分鐘，休息片刻後再拍，共做 2～3 次。

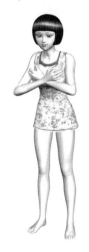
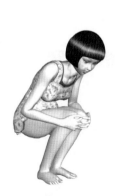
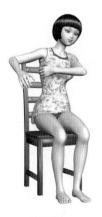

抱胸壓胸　　　　　抱膝壓胸　　　　　睡前拍肺

22 增強心臟功能——屈指下蹲

　　心臟是人體血液循環的核心動力器官，心臟功能的好壞對人體的健康、工作及壽命有著至關重要的作用。「你的心臟就是你的健康。」這是世界衛生組織早在 20 年前就提出的口號，它提醒人們注意保護好心臟這一重要器官。儘管心臟的體積很小，但它的收縮和舒張主宰著血液的流動，全身各器官所需的氧氣和營養物質又全靠血液來供給。因此，只有心臟健康有力，才能使血液流動到全身各器官，使機體發揮正常的生理功能。

　　鍛鍊心臟功能的方法很多，譬如慢跑、騎自行車、游泳、做操、打太極拳、做氣功等，都能使心力加強。而步行是最簡便易行的鍛鍊方法，是增強心臟功能的好方法。

每天 *3* 分鐘

屈 指 下 蹲

1. 彎屈十指

　　兩手同時張開，手指自然伸直，從大拇指開始，用力彎屈後伸直，依次按食指、中指、無名指、小指的順序，反覆進行。

　　注意用力彎屈手指時，其餘手指仍然伸直。雙手同時進行。彎屈手指時儘量用力，以產生酸痛感為

佳。彎屈次數可根據自身情況逐漸增加。

　　這種鍛鍊對心臟有良好的反射刺激作用，能增強心臟功能。

2. 伸臂下蹲

　　兩腳分開，與肩同寬，雙臂平行前伸，同時屈膝下蹲，然後起立，站直，繼續下蹲，反覆 20～30 次。

　　下蹲時儘量腳跟離地，重心落在前腳掌上；上身保持平直並避免前傾，起立時緩慢吸氣。體力佳者可酌情增加下蹲次數。

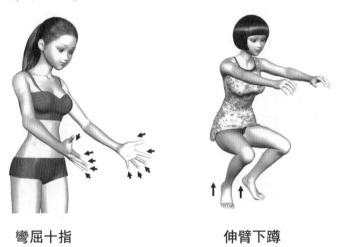

　　彎屈十指　　　　　　　　　　伸臂下蹲

23　補腎壯腰——擦腰畫圈

　　誰都知道，「腎為先天之本」，腎陰不足會出現形體

消瘦、腰膝酸軟、眩暈耳鳴、口燥咽乾、潮熱顴紅、盜汗、小便短黃等病症。腎氣不足會出現頭暈、心慌、氣短、腰膝酸軟、乏力、小便失禁或尿閉等症狀。如果在此基礎上還有手腳冰冷、怕冷等「火力不足」的現象，那就是腎陽虛了。所以，身體是否健壯，與腎的強、弱有密切的關係。

　　熱掌摩擦腰骶，有溫補腎氣的作用。又由於「腰為腎之府」，常用熱掌擦腰，可防治中老年人因腎虧所致的慢肌勞損、腰酸背痛等症。

　　脊椎是人體運動的軸心，腰是這個軸心的關鍵部位，臀部畫圈實際上是腰部的扭轉運動，經常鍛鍊能保持脊柱的靈活性。在扭轉運動的同時促進了腹腔、盆腔的血液循環，對改善胃腸功能也有很大幫助。

每天 *3* 分鐘　擦腰畫圈

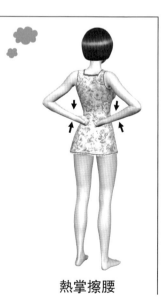

1. 熱掌擦腰

　　兩手掌對搓，將手心搓熱後分別放在腰部，上下搓擦按摩，直至腰部感到溫熱為止。或兩手握空拳，兩空拳相對，互相摩擦生熱後，迅速貼於腰部皮膚，做環形旋轉按摩或上下摩擦，直至腰部溫熱即可。

熱掌擦腰

2.臀部畫圈

站立，上身和兩腿基本保持不動，臀部先由順時針方向畫 8～10 圈，再由逆時針方向畫 8～10 圈，反覆進行。

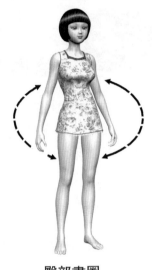

臀部畫圈

24 口腔保健——舔腭鼓漱

俗話說：「民以食為天」，而履行此「天職」的第一道關口就是口腔。世界衛生組織早已把口腔健康作為人體健康的十大標準之一。因此，口腔健康自然成為身體健康的重要組成部分。口腔健康還關係到人的外表形象。

在中國古代養生保健方法中不乏口腔保健的內容。舔腭與鼓漱是既簡便又有效，而且隨時隨地可以實施的口腔保健方法。及早進行保健，到老不掉牙，也許不是夢。

每天 *3* 分鐘

舐腭鼓漱

1. 舌舔上腭

用舌尖舔動上腭。用舌舔上腭,左、右擺動 36 次;舔上牙齦,左、右擺動 36 次;再舔上唇頰側和下唇頰側 36 次。

古代養生家提倡「舌宜舔腭」,是因為常用舌尖舐動上腭,能夠刺激唾液腺分泌唾液,而唾液有潤燥、殺菌和助消化的作用。

2. 鼓漱咽津

緊閉嘴唇,鼓起兩腮,做漱口樣動作 30～40 次。

做漱口樣動作時,口內口水(津液)增多,待口水(津液)滿口時,分 3 口慢慢下嚥。

「津」,俗稱「口水」,有滋陰、益氣的功效。古人對「津」極為重視,認為「津宜數咽」,能「澆溉五臟六腑,潤澤肢節毛髮」。

鼓漱刺激口腔中的三大腺體──腮腺、頜下腺、舌下腺以及唇頰部位的無數個小腺體,分泌出大量的唾液,唾液中的澱粉酶能夠分解食物中的澱粉或麥芽糖,具有促進消化的作用,同時唾液還可殺滅口腔內細菌,具有較強的抗菌作用。

《長生不老秘訣》曰:「鼓漱三十六」,並解釋說:鼓漱者,即聚口中之津,鼓氣使出入漱動也。三

十六者，周天之數也。鼓漱三十六者，所以鼓動周天
之氣完聚於身也。方法是將舌頭攪出之津液聚於一
處，然後向前吐出至舌尖處，則收而納之，至舌根處
則復吐。如此一出入則為 1 次，至 36 次為止。

25　牙齒保健——叩齒咀嚼

　　牙齒的好壞，在一定程度上能顯示出一個人的健康狀
況。由牙齒的鍛鍊能達到強身健體的效果，方法很簡單，
即微微張口，上下牙齒反覆輕輕相叩，也可以雙唇緊閉，
屏氣咬牙，把上下牙齒整口咬緊後立即放鬆，放鬆後再立
即咬緊，如此一緊一鬆地咬牙切齒，反覆數十次。

　　這種牙齒保健方法來源於古代的「閉天門」鍛鍊法。
「閉天門」鍛鍊能促進口腔黏膜的新陳代謝及牙齦的血液
循環，鍛鍊咀嚼肌，增強牙齒功能，有助於堅固牙齒。

　　經常進行「閉天門」的鍛鍊，可預防「一過性腦缺
血」眩暈症狀的發生，還能使頭部、頸部的血管和肌肉、
頭皮及面部都有序地處於一收一舒的動態之中，加速腦血
管血流循環，鍛鍊腦血管的彈性，讓大腦組織血液和氧氣
供應充足。患有冠心病、高血壓、糖尿病的老年患者堅持
天天「閉天門」，對強身防病大有好處。在大小便時堅持
「閉天門」，有促排之功效。「閉天門」還兼有提高消化
能力，緩解緊張情緒，並有刺激大腦，改善視力，強化性
功能等作用。老年朋友不妨堅持做下去，會收到意想不到

的效果。

　　另外，每次刷牙 3 分鐘，才能把所有的牙齒都刷乾淨。刷牙時，要不斷地改變牙刷的位置。

叩齒咀嚼

1. 叩齒咬牙

　　上下牙齒互相輕輕叩打，每次 100 下左右，每天 2～3 次。叩齒中也可咬牙，咬緊後立即放鬆，與叩齒交替做。

　　叩齒可拉動頭部肌肉，促進頭部血液循環進而起到清醒大腦，增強記憶力的功效；反覆緊咬牙齒，又能促進唾液分泌，唾液中含有腮腺素，而腮腺素有延緩衰老的作用。所以，經常叩齒咬牙可使大腦清醒，延緩衰老。

2. 咀嚼硬物

　　每天取耐嚼食物放入口中，反覆咀嚼。食物在口腔中反覆咀嚼，牙齒表面頻繁受唾液的沖洗，增強了牙面的自潔能力，有助於防治牙病。人體的唾液腺在分泌唾液的同時，還分泌一種腮腺激素，這種激素可被機體重新吸收進入血液，具有抵抗機體組織老化的作用。

26　眼睛保健——熨眼轉睛

　　擁有一雙清澈、明亮的眼睛是每個人所夢寐以求的。然而，眼睛正受到各種因素的傷害。

　　隨著電腦的普及，越來越多的人因上網、遊戲而整天注視著電腦螢光幕，長時間看電視也是其中一個重要的原因，視覺疲勞的現象越來越普遍。

　　醫生們呼籲說，各種原因而誘發的眼科疾病正呈上升趨勢！有報導說，取滾開的水泡杯茶，用雙手圍在茶杯邊讓熱茶之氣熨眼，兩眼輪換，幾分鐘後您就能感到眼睛清亮。

　　患了眼病，滴眼藥水後，要輕輕閉眼，用食指壓住內眼角 3 分鐘，這樣，既能讓藥液在眼球表面停留的時間長一些，使其更好地發揮作用，又能阻止眼藥水流入鼻腔。

每天 3 分鐘

熨 眼 轉 睛

1. 熱掌熨眼

　　兩手掌相合，用力搓動，使手掌發熱，迅速敷於兩眼眼皮上，片刻後雙手再搓、再敷 20～30 次，或以雙眼舒適為度，多敷不限。

2. 盯物轉睛

　　頭微微抬起，舌微頂上腭，眼睛盯著高處一個物體，思想集中，呼吸最好採用深吸緩出的方式，眼睛儘量少眨，10分鐘後，低下頭，眼睛會覺得很酸，有時會有淚水流出。隨後，微閉眼睛，眼珠向左轉5圈，再向右轉5圈，轉動時盡可能緩慢一些。接著睜開眼，向遠處極目眺望，最後將目光收回，看身旁的綠色，並做8次深呼吸。

　　做完上述動作後，如果感覺頸部僵硬、緊張，可雙手交叉，抱著頭頸，兩手來回輕輕摩擦頸部片刻即可。

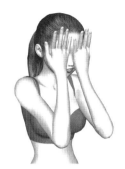

熱掌熨眼

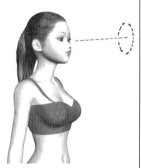

盯物轉睛

27　預防鼻炎——揉擦鼻翼

　　鼻炎指的是鼻腔黏膜和黏膜下組織的炎症。鼻炎的表現多種多樣。從鼻腔黏膜的病理學改變來分，有慢性單純性鼻炎、慢性肥厚性鼻炎、乾酪性鼻炎、萎縮性鼻炎等。從發病的急緩及病程的長短來分，可分為急性鼻炎和慢性鼻炎。

鼻腔擔負著人體調濕、調溫、過濾空氣、殺滅病菌的重要任務，是病菌侵犯人體的第一道關口，醫生們稱之為「人體的健康衛士」。

　　每天做鼻腔保健按摩，不僅能改善鼻腔黏膜的血液循環，增強人體的免疫力，而且能幫助鼻腔修復，啟動鼻腔內細胞的免疫功能，是預防鼻炎的保健措施。

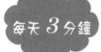

揉擦鼻翼

1. 揉壓鼻翼

　　手握空拳，兩手拇指微屈，用拇指指背輕輕揉壓雙側鼻翼，以微有酸感、眼睛欲流淚感為度。

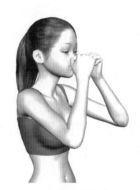

揉壓鼻翼

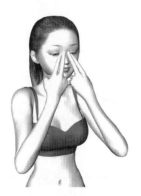

推擦鼻翼

2. 推擦鼻翼

　　用食指和中指的指腹沿鼻翼至印堂穴（位於兩眉頭之間）往返按摩 20 餘次。

28　利咽爽喉——咽喉按摩

咽、喉雖常統稱為咽喉，只是解剖部位相連而已，實際上是兩個不同的器官。

咽，上起顱底，下達第六頸椎平面，長約 12 公分，前後扁平，上寬下窄，略呈漏斗狀，是呼吸道和消化道的共同通道，咽前面通鼻腔、口腔、喉。咽腔可分為鼻咽部、口咽部和喉咽部。

喉，位於呼吸道的上端，與外界環境直接接觸，所以很容易受到環境致病因素的影響而發生各種疾病。喉與咽、氣管和食管毗鄰，喉返神經與氣管、大血管、胸膜和縱隔的解剖關係密切。

喉是重要的發聲器官，喉部疾病以及發聲過度和發聲不當等，都會引起聲音嘶啞或發聲困難，教師、歌唱演員特別容易發生。

每天 *3* 分鐘

咽喉按摩

1. 輕按人迎

上下輕按人迎穴（位於前頸喉結外側大約 3 公分處）20～30 下。能促進喉部氣血流通，消除嗓音疲勞。

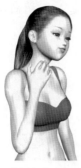 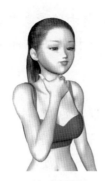 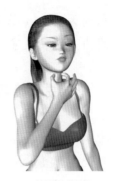

　　輕按人迎　　　　　　**按摩頸肌**　　　　　**輕揉喉結**

　　另據研究，指壓人迎穴可以去除雙下巴。

2. 按摩頸肌

　　將一手手掌放在頸前，拇指與食指分開，手的虎口對準喉結，拇指按住一側頸肌，其他四指按住另一側頸肌，手指輕輕捏動 20 下，再做小幅度按揉 20 下。然後換手，手法相同，如此反覆多次。

3. 輕揉喉結

　　用拇指和食指，在喉結的兩側上、下輕輕揉壓 40～50 次。

　　輕揉喉結可以增進局部血液循環和使咽喉部更加通暢。

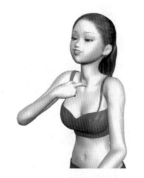

4. 壓揉天突

　　中指用力挺直，指端置於

　　壓揉天突

頸前天突穴（位於頸前兩鎖骨之間凹陷處），稍向下用力，抵住氣管前壁，揉動 20～30 次。

5. 按摩後頸

一手伸向頸後部，四指併攏，附著在後頸部髮際邊緣處，對此處揉動 20～30 次。也可兩手同時揉動。

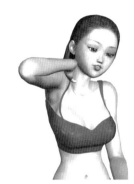

後頸部髮際邊緣處有啞門穴和天柱穴，因此按摩後頸部髮際邊緣處，實際上就是按摩啞門穴和天柱穴，而啞門穴和天柱穴歷來為治療聲嘶的重要穴位。

按摩後頸

29　靈活肩臂——繞環振肩

完成日常生活和工作中各種動作，很大程度上依靠手臂的力量和靈活性。經絡鍛鍊能增加手臂肌肉的力量，提高手臂運動的敏捷性和準確性。然而在鍛鍊手臂的同時，鍛鍊肩部的靈活性是同等的重要。

繞環振肩的動作能增進肩關節韌帶的柔韌性，加大肩關節的活動範圍。

筆者在臨床曾遇過發生在肺尖周邊部的肺尖癌，主要表現為肩臂部疼痛，缺乏一般肺癌的所有症狀，易被誤診

為肩周炎，需引起高度警惕。

繞環振肩

1. 雙臂繞環

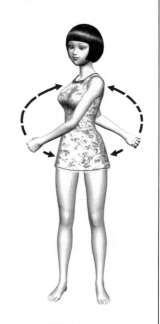

雙臂繞環有兩種姿勢，一種為站立繞環，另一種為弓箭繞環，可自由選擇其一。這裏介紹站立繞環。

站立，兩腳分開，與肩同寬，左、右兩臂依次做順時針或逆時針繞環。如左臂由下向前、向上、向後做繞環，右臂則由上向後、向下、向前做相反方向的繞環。兩臂交替做繞環各 4～5 次。接著左、右兩臂同時向右、向上、向左、向下做繞環，然後再反方向做繞環各 4～5 次。最後兩臂直臂

雙臂繞環

上舉，左臂向前、向下、向後，右臂向後、向下、向前，同時於身側做繞環 4～5 次。

2. 聳肩振肩

站立，兩腳分開，兩肩自然放鬆。頭部和頸部保

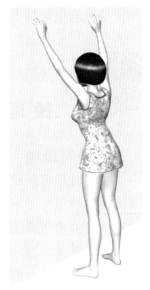

持不動，兩肩同時向上聳起，並同時突然下沉。反覆做 20～30 次。然後面對牆面一大步，雙手向上伸直，手掌心緊貼牆面，兩腳分開，比肩稍寬。上身向前挺胸，腰部塌陷，髖部收緊，緩慢而有節奏地做向下振壓肩動作。兩臂、兩腿要伸直，振幅應逐步加大，壓點集中於肩部。

聳肩振肩

30　放鬆神經——繃胸縮背

　　緊張的工作、太快的生活節奏、複雜的人際關係，使人們的神經始終處於高度緊張的狀態。一天下來，暫離塵囂，是該好好放鬆一下自己的時候了。喝一杯好茶，聽一段音樂，固然可以放鬆一下緊張的神經，不過，如果能進行鍛鍊，就可以使緊張的神經達到較深層次的放鬆。

　　神經系統和肌肉活動之間存在著互為因果的關係，肌肉過度收縮之後迎來的是肌肉的極度鬆弛，而緊張的神經便會隨著肌肉的極度鬆弛而放鬆。

經過一段時間的鍛鍊，便能夠在很短的時間內進入全身放鬆狀態，達到自我調節的目的。鍛鍊中還要特別注意配合吸氣和呼氣的時機，這樣能使人較易進入放鬆狀態。

每天 **3** 分鐘

繃胸縮背

1. 握拳繃胸

　　站立，兩腳分開，與肩同寬；雙手握拳，拳眼向上，置於胸前。深吸一口氣，屏住，同時提肛、收腹，緊握雙拳，胸肌用力繃緊，兩腿肌肉收縮，兩腳腳掌抓住地面。維持片刻後放鬆，同時吐出一口氣。

2. 握拳縮背

　　站立，兩腳分開，與肩同寬，雙手從身體兩側抬起，到腹前握拳，拳眼向腹部。深吸一口氣，屏住，同時提肛、收腹，緊握雙拳，緩慢而用力地收縮背肌。兩腿肌肉收縮，兩腳腳掌抓住地面。使

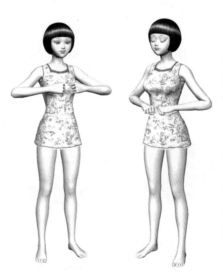

握拳繃胸　　　　握拳縮背

勁而快速地閉上眼睛。維持片刻後放鬆，同時吐出一
口氣。

31 起床準備──貓伸懶腰

　　起床前做一些準備大有好處。在一夜的睡眠中，人身
上有的肌肉始終鬆弛，但有一些肌肉卻處於緊張或牽拉之
中。特別是中老年人，剛醒來時筋骨一時舒展不開，如患
有腰肌勞損、肩周炎等疾病，醒來時甚至不能動彈。心、腦
血管功能不佳者也不宜突然起床，使心臟一下子不能適應。

　　學學小貓，伸個懶腰吧，充分地伸展您的脊椎，改善
脊椎和脊椎神經的血液循環，舒展背部緊張的肌肉，釋放
背部的張力，增加脊椎的靈活性，這樣不僅能很好地緩解
背部的疲勞，而且還能塑造背部流暢的曲線。

　　這就是簡單而有效的起床準備，它會讓您一整天都神
清氣爽、全身舒坦！

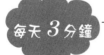

貓 伸 懶 腰

1. 貓伸懶腰

　　雙膝屈曲，跪在床上，兩手支撐，頭部略昂起，
兩手緩慢地向前移動，直至下巴和胸部貼於床面。大

腿與床面基本保持垂直，臀部翹起。維持片刻後放鬆，還原。反覆做 10 餘次。

2. 魚躍龍門

俯臥，雙臂挺直後伸，雙臂與上身向上挺起，同時大腿與臀部用力，也向上挺起，手腕伸直，如飛魚的魚鰭一般。堅持片刻後放鬆。如此反覆做 7～8 次。

本動作對全身的肌肉，特別是腰、背部的肌肉都有提升的效果，利於消除背部的臃腫。

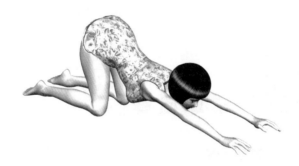

貓伸懶腰

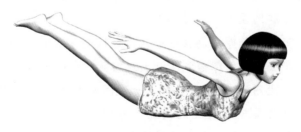

魚躍龍門

32 提高女性性功能——按摩回春

女性已婚，身體健康，但性慾低下或無性慾的要求，甚至厭惡性交、拒絕性交，屬於性慾低下。

中國古代房中養生保健方法中有許多按摩動作能夠提高性功能。這些按摩動作通過鍛鍊骨盆底、臀部、大腿和腹部這些參與性活動的肌肉，使這些肌肉靈活而有力量，在性活動時遊刃有餘。又由按摩、撫摩來觸發性快感、體驗性快感，進而產生追求性快感的慾望。

每天 **3** 分鐘

按摩回春

1. 按摩回春

仰臥，兩腿分開，微屈。先緩慢、輕柔地撫觸大腿內側、肚臍下方及恥骨部位，然後輕輕按摩回春穴（位於肛門至生殖器中點處）。

回春穴摩擦法為我國歷代促進性慾、治療性冷淡的傳統方法。一般摩擦到 100 次左右就會引起性興奮。

大腿內側為性感地帶之一，因為和性有關的經絡和穴位都集中在大腿的內側，摩擦大腿內側能夠促進性激素的分泌，迅速激發女性的性慾，因此被稱為「情慾開關」。大腿內側自古以來就是治療性冷淡的

必經途徑，古代養生家將此部位稱為「媚穴」。

2. 上挺恥骨

當出現快感時，將注意力集中到恥骨隆突處，並上挺恥骨，但臀部不離床面，使快感進一步擴散。

3. 誘發快感

當快感逐漸強烈時，可將中指或食指慢慢伸入陰道口內 2～5 公分處，緩緩抽拉幾次。再用手指指腹輕輕壓迫陰道內壁，放鬆後緩緩抽拉以摩擦陰道壁而誘發快感。反覆 20～30 次。

陰道較寬鬆者可逐漸將 2 個手指同時伸入陰道，可獲取足夠的刺激，容易誘發快感。

33 縮緊陰道──縮陰夾指

縮緊陰道是每一位女性的願望，然而自然分娩過的女性卻往往出現陰道鬆弛。陰道鬆弛使得性生活時陰道對陰莖的「緊握」能力下降，陰莖與陰道壁摩擦所產生的刺激難以盡如人意，性生活快感的下降也就不可避免了。

陰道鬆弛主要的原因是陰道肛門括約肌的張力降低，因此，恢復陰道肛門括約肌的張力是縮緊陰道的關鍵。陰道肛門括約肌的收縮力一旦提高，一切由於陰道鬆弛所引起的遺憾也就無影無蹤了。

縮陰夾指

　　洗淨雙手，將中指或無名指伸入陰道內，同時用力收縮陰道肌肉，使手指感到陰道壁的擠壓。收縮 3 秒鐘後放鬆，休息 3 秒鐘再次收縮。如此反覆多次。

　　手指插入陰道時，身體應儘量放鬆，必須集中注意力，仔細感受肌肉的收縮與放鬆。如果能夠感覺到肌肉的收縮，說明你已經找到了練習的方法。只要堅持練習，手指感覺到的收縮力會越來越大。

　　如果想看看練習時陰道口的收縮情況，可以斜靠在床上或沙發上，手持小鏡子置於會陰部前方。從鏡子中可以清晰地看到，會陰部隨著恥骨尾骨肌的收縮和放鬆，會出現向內收縮或向外突出的現象，陰道口隨之不斷地閉攏與張開。

　　剛開始練習時，一般每次收縮 3 秒鐘後放鬆。以後逐漸增加到收縮 5 秒鐘，最後達到收縮 10 秒鐘。收縮的頻率和次數也相應增加。直到陰道縮緊到令人滿意的程度。

　　開始鍛鍊時，陰道周圍的肌肉有酸脹感，這屬於正常現象。一般 1～2 個星期後，就會自然消失。

　　在手指上或陰道口預先塗一些人體潤滑劑，可使插入十分舒適和容易。

　　由於收縮陰道時，與排尿有關的膀胱括約肌等肌肉也得到了鍛鍊，因此有輕度尿失禁或是大笑時尿液

遺出者，能同時獲得改善。

34 男性性持久——緩揉繡球

「性持久」是男、女雙方共同企盼的獲取愉快性高潮的基本條件，沒有「足夠」的時間，怎樣將兩人「送入雲霄」？

當然，男人的性持久還與體質、心理以及性技巧等因素有關。性活動中腰部運動的靈活和力量也是能否令女性滿意的關鍵。

腰部的鍛鍊能增強腰部肌肉的力量，同時也能使韌帶、大腿肌肉變得柔韌，使其能夠適應性交活動中速度、角度、力度等變化的需要而遊刃有餘、得心應手。

最簡單的動作如跳繩，能直接改善會陰部性器官的血液循環和肌肉力量，能提高性交的力度和增加男、女雙方的性快感。又如，每天用手掌摩擦腹股溝數十次，不僅能恢復睪丸的「能量」，而且能增加陰莖勃起的力度。

每天 **3** 分鐘

緩 揉 繡 球

1. 探底摸囊
用手指指端貼著皮膚，緩慢地沿大腿根部向會陰

部位輕輕撫摩,到達陰囊底部後輕輕地撫摩整個陰囊。

按摩陰囊底部能直接改善外陰部位的血液循環,讓外生殖器處於「備戰」的最佳狀態。按摩對於性器官的良性刺激使性系統不至於「休眠」而導致「廢用性」改變,從而使性能力更加持久、出色。

探底摸囊的動作關鍵在於輕柔,似有似無,思想要集中,仔細體驗由此產生的性快感。在按摩過程中陰莖勃起是好現象,堅持按摩,陰莖勃起時間會隨之延長。

2. 揉搓睪丸

一手手掌托住陰囊,拇指指腹按於睪丸之上,拇指與其餘四指相對,輕輕揉捏睪丸,反覆揉捏20～30下。再將另一手手掌覆蓋於陰囊之上,兩掌相對緩緩揉動,反覆做20～30下。

也可一手將陰囊及陰莖根部握住,輕輕提起,虎口朝前,陰莖與睪丸露出在虎口的外面,另一手的手掌心按在睪丸上揉動30～40下,再換手按揉另一側睪丸,手法、次數相同。如此反覆進行。

本法為自古以來流傳至今的傳統方法,十分注重「襠」部的鍛鍊,在流傳至今的「鐵襠功」中有類似的功法。

35　增強性慾——蹲馬步

蹲馬步是武術、體操中常用的也是最基本的一種站法。早在兩千多年前的《黃帝內經》中，就對其有「上古有真人者，提挈天地，把握陰陽，呼吸精氣，獨立守神，骨肉若一，故能壽蔽天地」的記載。

中醫認為蹲馬步能疏通經絡、調和氣血，使陰陽相交。西醫認為能加速血液循環，使新陳代謝旺盛，加強各臟器器官的功能。

據專家們研究，蹲馬步還有助於改善和提高男性和女性的性能力。

女性蹲馬步，能使骨盆肌、會陰區域的全部肌肉收縮，有助於骨盆肌肉、血管分佈的改善和血管密度的增加，加大會陰部充血量，加快血流速度，從而增加性器官的敏感性。而且，血管分佈的改善和血管密度的增加，還會增強女性的性快感和促進「愛液」的大量分泌。

男性蹲馬步，則能使腰腹部肌肉的力量得到加強，有助於性生活時支撐體位，且不易感到疲勞。蹲馬步還使骨盆肌肉得到鍛鍊，既增加了整個骨盆和陰莖的血液供應量，使陰莖充分勃起，又由於增強了盆底肌肉的耐力，因此能更好地控制射精。

蹲馬步時要注意鎖住兩頭，上頭為咽喉，下頭為肛門。咽喉自鎖時只能用鼻自然呼吸。肛門自鎖時必須提肛縮陰，氣沉丹田，使上、下兩頭的承受力得到鍛鍊。

每天 **3** 分鐘

蹲馬步

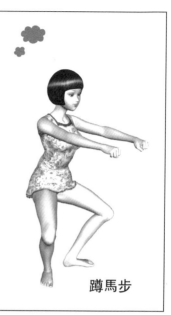

　　站立，兩腳分開，與肩同寬，腳尖微微向外，上身挺直，兩臂前伸，兩膝屈曲下蹲，保持平衡，維持數分鐘即可。

　　注意背部不可拱起，如體力較好，下蹲幅度可大一些，如能做到大腿與地面平行則最為理想。

蹲馬步

36 養生保健——推薦十法

每天 **3** 分鐘

推薦十法

1. 閉天門

　　「閉天門」是透過牙齒的鍛鍊而達到強身健體的方法，即雙唇緊閉，屏氣咬牙，把上、下牙齒整口緊緊合攏，且用力一緊一鬆地咬牙切齒，咬緊時加倍努

力，放鬆時也互不離開，反覆數
十次。

僅從口腔局部來看，「閉天
門」鍛鍊能促進口腔黏膜的新陳
代謝及牙齦的血液循環，鍛鍊咀
嚼肌，增強牙齒的功能，有助於
堅固牙齒。

經常進行「閉天門」的鍛
鍊，也可預防「一過性腦缺血」
眩暈症狀的發生，還能加速腦血

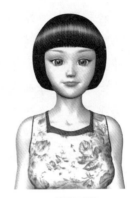

閉天門

管血流循環，鍛鍊腦血管的彈性，讓大腦組織血液和
氧氣供應充足。冠心病、高血壓、糖尿病等老年患者
堅持天天「閉天門」，對強身防病大有好處。在大、
小便時堅持「閉天門」，有促進排便之功效。

2. 按揉腹部

平臥在床，暴露腹部，雙膝屈曲，全身放鬆，兩手
手掌相合，快速搓動，直至手掌發熱後一手手掌迅速覆

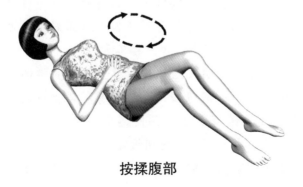

按揉腹部

蓋於臍眼上，另一手手掌疊加其上，稍用力使腹部略下陷，然後按順時針、逆時針方向繞臍揉腹各 50 次，反覆揉腹 300 次。每晚臨睡前及清晨醒來時各做 1 次。

現代醫學研究已經證實，按揉腹部可增加腹肌和腸平滑肌的血流量，增加胃腸內壁肌肉的張力及淋巴系統功能，使胃腸等臟器的分泌功能活躍，明顯改善大、小腸的蠕動功能，從而加強對食物的消化、吸收和排泄，防止和消除便秘。

經常按揉腹部，還可使胃腸道黏膜產生足量的前列腺素，能有效地防止胃酸分泌過多，並能預防消化性潰瘍發生，還可以刺激末梢神經，促進機體代謝，防止和減少腹部脂肪的形成和堆積。

臨睡前按揉腹部，有寧心安神、促進睡眠的功效。動脈硬化、高血壓、腦血管疾病的患者，按揉腹部能促進全身血脈流通，緩和緊張情緒、降低血壓等良好的作用。

3. 全身旋轉

旋轉是很重要的鍛鍊，人的身體猶如一台機器，需要不停地轉動，才能運轉正常。這正好應了古代一句話，叫做「流水不腐，戶樞不蠹」。

醫學研究證明，經常採用轉動頸部、腰部及膝蓋部位的「旋轉」鍛鍊法，既能健身，又能防病，還能增強體質，保持靈活，預防器官衰老。該法簡便易行，省時省力，有利於長期鍛鍊。

①頸部旋轉：站立或坐位均可，挺胸收腹，頸部

放鬆，按順時針方向、逆時針方向各緩慢轉動 10 圈，總共旋轉 100 圈。

頸部旋轉能鍛鍊頸部的肌肉關節，能緩解頸部肌肉的痙攣，甚至有細微的韌帶、關節錯位，也能隨著旋轉而在不知不覺中得到恢復。因此對頸椎骨質增生、頸肩綜合症、頸項強直等十分有效。

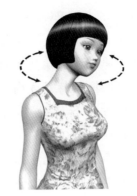

頸部旋轉

②腰部旋轉：站立，兩腳分開，與肩同寬，挺胸收腹，兩手叉腰，四指併攏在前，拇指在後壓住腰眼。腰部用力，按順時針方向、逆時針方向各轉動腰部 10 圈，總共旋轉 100 圈。

腰部旋轉能鍛鍊腰部的肌肉和關節，並增加柔韌性和靈活性，因此能防治慢性腰肌勞損、腰椎骨質增生、風濕性腰痛、坐骨神經痛等病症，有緩解疼痛和消除腰部板滯不舒的功效。

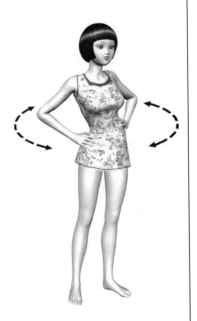

腰部旋轉

③膝部旋轉：站立，兩腿併攏，身體下蹲，雙手扶住膝蓋，將膝蓋部位按順時針方向、逆時針方向各轉動 10 圈，總共旋轉 100 圈。

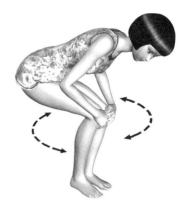

膝部旋轉

膝部旋轉能增強膝關節和腱部肌肉的力量，俗話說：人老腿先老，而腿軟首先從膝蓋無力開始。膝部旋轉還能防治下肢靜脈曲張、坐骨神經痛、膝關節炎、小腿抽筋等疾病。

4. 互搓雙手

搓手是古代十分常用的養生方法，包括搓手背和搓手掌。

①掌擦手背：一手手掌覆於另一手手背，包裹並轉動和摩擦，兩手互換，直至兩手的手掌、手背都發熱為度。

②互搓手掌：兩手手掌相合，相互快速搓動，直至手掌發熱為度。

搓手掌與搓手背相比，有更多的用途。比如可以明目及到老眼不花的「熨眼」，比如增進食慾、培養元氣的「摩腹」，又比如既能防治腰痛，又能促進性功能的「一手熨貼腰眼，一手熨貼丹田」，無一不是手掌快速摩擦生熱後迅速覆在按摩部位，才有確切的療效。

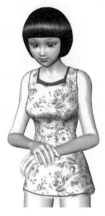
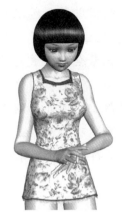

| 掌擦手背 | 互搓手掌 |

兩手手掌上分佈有 6 條經脈，摩擦手掌至發熱，能給予經絡以良性的刺激，不僅能增加雙手的靈活性和抗寒性，延緩雙手衰老，還能促進內臟的協調和健康。

5. 縮提肛門

站立，全身鬆弛，雙腿略彎屈，收腹，提肛，吸氣時收小腹，提肛門、會陰，如忍大便狀；呼氣時下落肛門、會陰，如解小便狀。一提一鬆為 1 次。每天早、晚各做 20~30 次。

另外，每次大便後，用冷水洗淨肛門後立即縮提肛門，不僅有助於肛門的回縮，而且對防治痔瘡很有效果。

縮提肛門是自古以來歷代養生家最提倡的養生方法之一，古人稱「撮穀道」，「穀道」即肛門；「撮」，就是收縮。

縮提肛門之所以能夠治病強身、養生保健，最主要是得益於督脈。督脈「總督一身之陽脈」，具有調節、振奮全身陽氣的功效。督脈循行於脊背正中，上至頭頂，下過肛門會陰。肛門正是處於陽氣最為旺盛的督脈上。因此，縮提肛門有調節人體的氣血陰陽、強化臟腑功能的效果。最為顯著的作用是，縮提肛門對防治痔瘡、肛裂等肛腸疾患很有幫助。

6. 跳躍運動

跳躍運動是人人都會做的健身方法。跳躍時人體內臟受到輕微的振盪，恰似給內臟按摩。這種振盪性的保健按摩使人體增加所能承擔的運動員荷，有利提高身體機能水準，同時在平衡能力、發展協調能力和靈敏素質方面也得到鍛鍊。

（1）適合原地跳的基本動作有以下幾種：

直腿跳：從深蹲開始擺臂蹬地向上跳起，下落緩衝還原到深蹲。

收腹跳：從半蹲開始擺臂跳起收腿收腹，下落還原後，再連續重複練習。

原地跳起旋轉：從半蹲開始擺臂跳起旋轉 90°～360°，下落還原後再重複練習。旋轉的角度視自己的能力而定，只要盡力即可。本動作對提高人體平衡協調能力十分有效。

原地單腳跳：提起一腿，另一腿站立，保持平衡，然後屈膝並向上跳起。

交替腿跳：一腿跳起，另一腿落地。

抱膝跳：雙手抱住雙膝後跳起。

拍手跳：邊跳邊拍手。

上述跳躍運動根據自身情況選擇次數和時間。

（2）適合行進跳的基本動作如下：

雙腿連跳：半蹲，接連向前方跳出，由於姿勢酷似青蛙，故又叫「蛙跳」。

單腿連跳：一腿站立，一腿屈起，接連向前方跳出。

交替腿跨跳：由一腿跳出，另一腿落地，落地的同時再用力向前跳出，如此左、右腿反覆交替。

立定跳遠：兩腳蹬地，同時擺臂向前猛力跳出。

跳躍練習前要充分做好關節的準備活動，練習後也要做好放鬆整理活動，以避免關節受傷。另外，跳躍時應選擇鬆軟的地面，如沙地、草地、家中的地毯等，以儘量保證安全。

7. 推背捶背

俯臥在床上，全身放鬆，操作者站於床邊，面向俯臥者頭部，雙腿拉開小弓字步，雙手手掌緊貼受術者背部，上身稍向前傾，將腰腿部的力量和手臂的力量一起作用於背部，用適中的力量緩慢地沿背部向上推出，自下而上，從上到下，反覆推動。推背結束後，操作者手握空拳，運用腕力捶打背部，由輕到重，自上而下捶打數遍即可。

人體的背部是督脈和膀胱經循行的部位，是掌管全身氣血的重要經脈。現代醫學證實，人的背部皮下

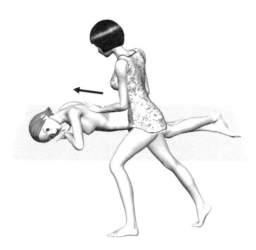

推背捶背

蘊藏著大量「戰鬥力很強」的免疫細胞，透過推背，可以啓動這些免疫細胞，達到疏通經絡、流暢氣血、調和臟腑、袪寒止痛之目的。

　　為防止受術者頸部產生酸痛，推 10 次左右時，可讓俯臥者改換頭部位側向另一方。

8. 捏　脊

　　捏脊很早就已經用於治療。晉代葛洪《肘後備急方・治卒腹痛方》中已經有「拈取其脊骨皮，深取痛引之，從龜尾至頂乃止，未癒更為之」的記載。

　　脊柱分佈有許多重要的經脈。人的脊柱正中有督脈，脊柱從第一胸椎至第五腰椎旁開 5 分處有華佗夾脊穴，左、右共 34 個穴。脊柱旁開 1.5 寸及 3 寸處各有兩行膀胱經，分佈於整個背部。特別重要的是在膀

胱經上還分佈著各個臟腑的俞穴，這些穴位與五臟六腑相連，捏拿捻動這些穴位就能平衡和改善各個臟腑的功能。捏脊能很好地調節臟腑的生理功能，特別是捏脊能調理胃腸蠕動，促進消化吸收，提高人體抵抗力的作用，並對失眠有一定的治療效果。

捏脊的手法有三指捏法和二指捏法：

（1）三指捏法：兩手腕關節略背伸，拇指橫抵於皮膚，食指、中指置於拇指前方的皮膚處，以三指捏拿肌膚，兩手邊捏邊交替前進。

（2）二指捏法：兩手腕關節略尺偏，食指中節橈側橫抵於皮膚，拇指置於食指前方的皮膚處，以拇指、食指捏拿皮膚，邊捏邊交替前進。

捏脊的方向為自下而上，即從臀裂至頸部大椎穴。一般捏 3~5 遍，以皮膚微微發紅為度。在捏最後一遍時，常常捏 3 下，將皮膚斜向上方提起，稱為「捏三提一」。如提法得當，可在第二至第五腰椎處

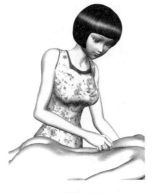

三指捏法

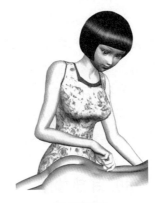

二指捏法

聽到輕微的響聲。

9. 腋窩按摩

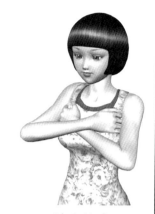

腋窩，在養生學上歷來備受人們的關注，中國醫學把它與臍、背部合稱為人體三大保健區，也有把它與肚臍、腳底、前胸、脊柱合稱為五大保健區。

醫學研究認為，按摩腋窩可以收到以下幾方面的功效：

腋窩按摩

①增加肺活量，防治呼吸系統的疾病。

②增進食慾，提高消化能力。

③可促使體內代謝廢物尿酸、尿素、無機鹽及多餘水分的排出。

④增進胸部、肩部和背部的淋巴液回流，有助於防治乳腺癌和肩周炎等疾病。

按摩腋窩的具體方法是：左右臂交叉於胸前，左手按右腋窩，右手按左腋窩，運用腕力，帶動中指、食指、無名指有節律地輕輕捏拿腋下肌肉 2～3 分鐘，早、晚各 1 次。

有研究者提倡夫妻間互相按捏對方腋窩，既有保健作用，又能增進感情。

10. 耳部按摩

一般人耳長約 6 公分，耳廓上滿布穴位。從按照

耳廓與內臟的對應關係而製作的耳穴圖來看，耳廓又像是一個蜷縮在母腹子宮中的胎兒。因此耳不僅是聽覺器官，還能調節和反映內臟器官運行狀況。一旦哪個器官發生病變，其在耳廓上的特定部位就會產生一定的變化和反應。如耳廓皮膚顏色的深淺變化、凹凸變形、結節、脫屑、毛細血管充盈等。這些特定部位就是耳穴。

耳部按摩就是由耳穴及經絡，將按摩所產生的良性刺激傳導到相應的臟腑，從而改善五臟六腑的功能。所以耳穴按摩的適用範圍十分廣泛，對於改善體質具有良好的作用。

正因為耳與五臟六腑有著千絲萬縷的聯繫，所以

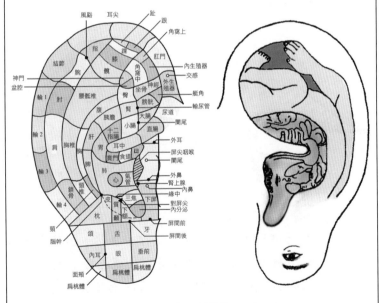

耳穴示意圖

從耳的外觀能夠看出這個人體質的強弱。古代醫學家認為，「耳堅者腎堅，耳薄不堅者腎脆」，是有一定道理的。

耳部按摩的基本手法如下：

（1）提拉耳尖：以拇指、食指揑耳上部，先揉揑，然後再往上提揪，直至充血發熱，每次 15～20 次。

耳尖部位有神門、盆腔、內外生殖器、足部、踝、膝、髖關節反射區以及肝陽穴、風谿穴等。

（2）揑拉耳輪：以拇指、食指沿耳輪上、下、來回按壓、揉揑，使之發紅、發熱，然後再向外拉耳朵 20 餘次。

耳輪部位主要有頸椎、腰椎、胸椎、腰骶椎、肩、肘等反射區。

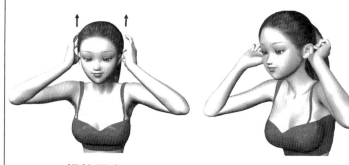

提拉耳尖　　　　　　　揑拉耳輪

（3）揉搓耳垂：先將耳垂揉揑、搓熱，然後再向下拉耳垂 20 餘次，使耳垂逐步發熱，直至發燙為度。

耳垂部位有頭、額、眼、舌、牙、面頰等反射區。

（4）按壓耳窩：先按壓外耳道開口邊的凹陷處

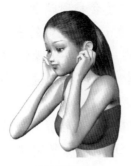

揉搓耳垂

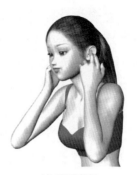

按壓耳窩

20～30 下，直至明顯的發熱、發燙為度，然後再按壓上邊凹陷處，次數相同。

　　外耳道開口邊的凹陷處有心、肺、氣管、三焦等反射區，外耳道開口上邊凹陷處有脾、胃、肝等反射區。

　　（5）上推耳根：中指放在耳前，食指放在耳後，延著下耳根向上耳根用力推動，共推 50～60 次，或以耳部發熱，面部、頭部都有明顯發熱的感覺為度。

　　（6）蓋耳彈腦：兩手緊蓋雙耳，雙中指同置於枕

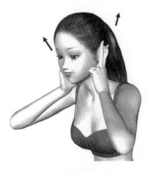

上推耳根

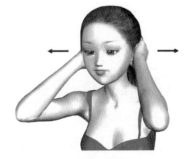

蓋耳彈腦

部，雙食指騎於雙中指上，再以雙食指同時滑下，有節奏地彈敲枕部 10～15 次。然後，置於枕部的手指不動，兩手掌快速而有節奏地一鬆一蓋兩耳，操作 10～15 次。可益腦清神、消除疲勞，有增強記憶力和聽力、防治耳鳴和耳聾的作用。

（7）食指塞耳：閉緊嘴，以兩手食指置於雙外耳道口內，輕輕轉動兩食指 3 次，邊轉邊緊閉雙外耳道。3～5 秒後，突然鬆開兩食指。重複 3 次。有防治耳鳴、耳聾，增進聽力的功效。

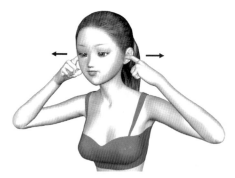

食指塞耳

37　節日綜合症──後腦頂床

節日綜合症又稱為「節日疲勞綜合症」，還有一種說法，叫做「節日亞健康綜合症」。

　　雖然說節日綜合症並不是我們平時所說的真正意義上的疾病,但是普遍表現出一系列的「症狀」。上班以後不是精神抖擻,相反卻是委靡不振,無精打采,精神不集中,並有頭痛、疲勞、胃口不佳、失眠、瞌睡等種種不適,有的甚至還伴有抑鬱、失落、緊張、厭煩、不適應、焦躁不安等不良情緒反應。這些都是由於節日期間因為人們的交際增加,日常生活規律打亂了,過多的體力透支、睡眠時間減少等各種原因造成的。上班族是易感人群。

　　據統計,節日綜合症的發病率正以每年 5% 的速度增長,其表現形式也越來越多樣化,尤以白領患者居多。

　　調整作息時間,保證充足的睡眠,「收心」,讓人的情緒回到平時的生活、工作當中去,都是必不可少的有效措施,適當運動也會幫助您擺脫「節日綜合症」的陰影。

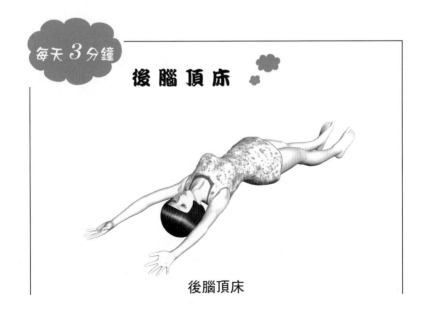

每天 **3** 分鐘

後腦頂床

後腦頂床

仰臥，雙肘部將上身支起。挺胸，頭部仰起，逐漸向後，用後腦勺頂在床面上。腰腹用力，勿使胸部塌陷。雙肘抬起，雙手伸展至頭頂，直至與身體成一直線，手背觸到床面為止。維持此姿勢 10～15 秒，並做幾次緩慢的深呼吸。然後雙手還原至身體兩側，手心向下。兩手稍用力，同時頭部放鬆，回復仰臥姿勢。休息幾秒鐘後再做。

　　此動作適合於節日裏熬夜看碟、搓麻將、玩遊戲者，能起到調節自律神經，矯正頸椎歪斜，解除腰背疲勞的效果。

第二章｜每天*3*分鐘防治疾病

一、呼吸系統疾病

1 普通感冒——老薑擦背

　　普通感冒是一種上呼吸道感染，可由多種病毒引發，其中最典型的是鼻病毒和冠狀病毒。這些病毒侵犯鼻腔、喉嚨、氣管和支氣管，引起一系列令人不適的症狀。一般剛開始時表現為喉嚨發癢、鼻塞、流清水鼻涕和接連不斷地打噴嚏，接著會感覺到喉痛、咳嗽、頭痛、發燒，並且出現全身的症狀，如怕冷、惡風、渾身無力或板滯不舒、飯量減少、食慾不振等，少數會出現腹脹、便秘或腹瀉等胃腸道症狀。有的嘴唇邊會出現單純疱疹（俗稱「熱泡」）。

　　如果沒有鼻炎、扁桃體炎、喉炎或支氣管炎等併發症，一般一週之內會痊癒。

　　中醫認為，普通感冒是由於受了「賊風」所引起的，因此稱為「傷風」。以下方法十分適合感冒初起，特別是

全身怕冷、惡風時，抓緊實施老薑擦背，務必使背部皮膚
發紅發熱，常能霍然而癒。

每天 **3** 分鐘

老 薑 擦 背

　　老生薑 2 塊，放入開水內，趁熱撈出 1 塊，迅速沿
背部督脈（後背脊柱正中）從上到下，再由下往上，稍
用力反覆推擦。生薑稍冷卻即更換，直擦至皮膚發紅，
再在全身其他部位搓擦，也以皮膚發紅為度。
　　吹風淋雨引起鼻流清涕、惡寒畏風、噴嚏頻頻者，
立即實施本法，常獲奇效，關鍵在於一個「早」字。

2 預防感冒——擦揉鼻翼

　　人生活在大自然中，人體的免疫系統每天都要經受各種
各樣病毒侵害的考驗。有資料統計表明，僅感冒病毒的種類
就高達 200 多種。這些病毒不但存在於周圍環境中，還有相
當一部分潛伏在您的呼吸道中「伺機作祟」。一旦免疫力下
降時，感冒病毒就容易乘虛而入。天氣變化過大、疲勞過
度、精神緊張以及長期處於封閉環境都會造成免疫力下降。
　　刺激體內與免疫力有關的經脈，來提高自身的免疫
力，最終起到預防感冒的作用。

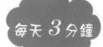

擦揉鼻翼

方法一　擦揉鼻翼

1. 摩擦鼻翼

端坐，頸部平直，兩眼微閉，向前平視，口唇緊閉，兩手食指指腹從鼻根部沿鼻上、下反覆摩擦，直至鼻翼發熱。

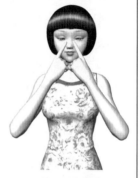

摩擦鼻翼

2. 揉捏鼻翼

用左手或右手的拇指和食指捏住兩側鼻翼，捏中帶揉，揉捏數秒鐘後鬆開，反覆做 20～30 次。

3. 搓掌揉迎香

雙手手掌相合，用力對搓，直至雙手發熱，亦可一手固定不動，另一手對其搓動，

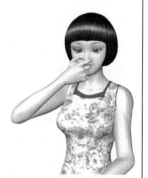

揉捏鼻翼

再兩手上、下交替互擦，手掌便會發熱。掌心發熱後迅速置於迎香穴（位於鼻翼旁 5 分處），按壓搓揉 3～5 分鐘。

按摩和刺激鼻翼兩旁的經絡，由機械的刺激，使

鼻部的毛細血管擴張，管徑變粗，血液流動加快，隨著供給鼻部營養的增多，鼻部的抵抗力逐步增強。這樣，空氣中的細菌、病毒便不易通過鼻部侵入人體的呼吸系統。

鼻部患有癰腫、皮膚病、鼻出血時，宜暫停鍛鍊。

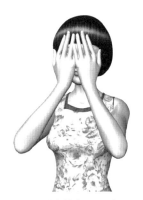

搓掌揉迎香

方法二　對搓大魚際

一手手掌向上，固定不動，另一手手掌的大魚際部位對準其大魚際部位，橫向搓動，速度由慢到快，直到大魚際部位發熱為止。兩手交替搓動 2~3 分鐘。對搓時兩手手掌應貼緊，尤其是「大魚際」（指大拇指後肌肉鼓起處）貼得越緊越好，手掌發熱的速度就越快。反覆搓掌能夠刺激到手上的肺、大腸、心等經脈，對預防感冒大有幫助。

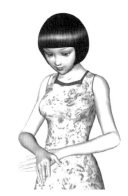

對搓大魚際

上述鍛鍊法不僅可以預防感冒，即使是已經感冒，也能減輕鼻塞症狀，並縮短感冒時間。

大魚際是指拇指根部連到手掌的肌肉突起的部位。大魚際位處肺經循行之處，因此與上呼吸道的關係密切。對搓大魚際能促進肺經功能，增強肺氣的

「衛外」能力，從根本上改善容易感冒的體質，從而預防感冒。

3 慢性支氣管炎——拍背屏氣

慢性支氣管炎簡稱「慢支」。連續 2 年以上，每年持續 3 個月咳嗽、咳痰或伴有喘息，即可定義為「慢性支氣管炎」。

慢性支氣管炎的主要症狀有咳嗽、咳痰、呼吸困難等，除上述症狀加重外，還會出現惡寒、發熱、周身乏力、精神不好、食慾差等症狀，並可因此迅速導致呼吸功能惡化，甚至呼吸衰竭。

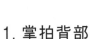

每天 **3** 分鐘 **拍背屏氣**

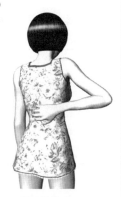

1. 掌拍背部

按順時針方向，用手掌拍打背部，先輕後重，一圈拍打 12 下，連續拍打 4～5 圈，以背部發熱為宜。

掌拍背部

2. 屏氣急呼

吸足氣後略屏片刻，然後嘴呈圓形如吹口哨狀，急速向外呼氣 3 次。

3. 屏氣頓呼

吸足氣後略屏片刻，然後通過齒動作，並高喊「哈」。

「掌拍背部」能使胸廓的氣機流通，改善肺部的通氣功能，有利於積存的痰液順利地排出。「屏氣急呼」和「屏氣頓呼」旨在鍛鍊呼吸功能。只要沒有痰液阻塞呼吸道，加上呼吸功能改善，能夠吸進更多的氧氣，呼出更多的廢氣，「咳、痰、喘、炎」的症狀就一定能夠得到控制和好轉。

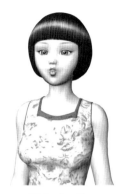

屏氣急呼

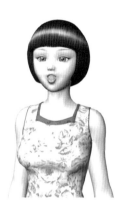

屏氣頓呼

4 肺氣腫——壓腹呼吸

肺氣腫是指肺組織終末支氣管遠端部分包括呼吸性細支氣管、肺泡管、肺泡囊和肺泡的膨脹和過度充氣，導致肺組織彈力減退，容積增大。肺氣腫大多是慢性支氣管炎

或其他慢性肺部疾患發展的結果。我國的發病率在 0.6%～
4.3%之間。

　　肺氣腫發病緩慢，病程較長，有慢性咳嗽、咳痰史。
多在慢性支氣管炎長期反覆發作後緩慢形成。當慢性支氣
管炎併發肺氣腫時在原有咳嗽咳痰等症狀的基礎上出現了
逐漸加重的呼吸困難，最初僅在勞動上樓或登山爬坡時感
到「上氣不接下氣」。隨著病情的發展，在平地活動時，
甚至在坐下或躺下時也感到氣急，嚴重的不能勝任工作。

　　壓腹呼吸可增強體質，發揮心肺代償功能，因此能改
善呼吸狀況，從而增強活動能力。

每天 **3** 分鐘

壓腹呼吸

1. 壓腹呼吸

　　自然站立，兩手叉
腰，拇指在後，四指在
前，行腹式呼吸。呼氣
時，主動收腹，兩手四
指加壓於腹部，同時兩
肘關節向前靠近，以約
束胸部。吸氣時，兩肩
向後擴胸，以增加肋骨
活動幅度。反覆做 2～
3 遍。

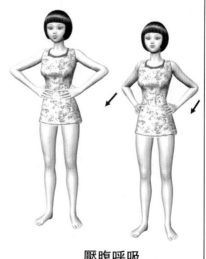

壓腹呼吸

呼氣時嘴唇收縮呈吹笛狀，使氣體由縮窄的口型慢慢吹出，這樣可使氣道內的壓力提高約 5 公分水柱，避免了細支氣管的過早閉塞。

吸氣時不要張口，空氣要經過鼻腔吸入，使空氣經過鼻腔的濕潤、加溫、過濾和吸附，以減少對氣管的刺激。吸氣時間要比呼氣長 1～2 倍，但不要屏氣，以免增加肺內壓力而不利。

2. 翻掌呼吸

站立，兩手於腹前平屈，手心向上，手指相對。吸氣，一臂經腹、胸上舉，翻掌成托掌，臂緊貼頭側，儘量向上。另一臂手心轉向下，同時貼體側下伸，用力下壓。呼氣時還原。換另一臂上舉，做法同上。反覆做 8 遍。

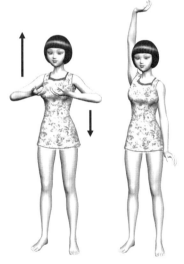

翻掌呼吸

必須採用腹式呼吸，呼氣時儘量收腹，兩臂儘量伸直。動作到位，可使胸腔內的橫膈活動增加 1 公分。

3. 托天呼吸

站立，全身放鬆，兩手於腹前平屈。呼氣時收腹，吸氣時兩手從側面向上伸直，手心向上，如托天

狀。

4. 蹲式呼吸

站立，兩足併攏，下蹲時呼氣，足跟不離地，同時兩手扶住膝關節，肘關節在外。起立時吸氣，同時兩手側平舉。反覆做 10 次。

下蹲的深度以個人的情況而定，對不能下蹲者，可做前屈體動作。

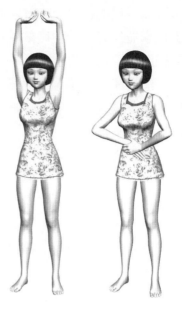

托天呼吸　　　捺腹呼吸

5. 捺腹呼吸

站立，呼氣時，兩手相疊放於臍部，稍用力加壓，兩肘向前靠近，同時主動收腹，上身微前屈作「駝背」狀。吸氣時，兩手側平舉，稍挺胸。

以上動作反覆做 2～3 分鐘。

5 支氣管哮喘——匙刮胸背

支氣管哮喘是由於某些過敏性因素（如花粉、塵蟎、黴菌、毛屑等）及植物神經功能紊亂引起的一種以支氣管

阻塞為特點的疾病。由於哮喘發作時，患者細支氣管平滑肌痙攣並伴有不同程度的黏膜水腫和黏液分泌增多，致使毛細血管管腔狹窄而造成呼吸困難。

值得注意的是，突然變化的氣候常常是支氣管哮喘發作的重要誘因。支氣管哮喘通常在春、秋季復發，而且對天氣變化十分敏感。

據研究，哮喘發病率在春季，日平均氣溫為 15～25℃之間呈拋物線分佈，日平均氣溫在 21℃時達到高峰，隨後減小。在夏秋之交，日平均氣溫由 25℃降至 21℃時發病率最高，隨著降溫，發病率隨之減少。

適當的經絡鍛鍊，可以降低患者對氣候的敏感性，提高人體的自然免疫力。

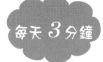

匙刮胸背

1. 匙刮肺經

用瓷匙蘸白酒在雙手無名指末端螺紋面反覆刮 100～200 次，再沿手太陰肺經刮各穴，再刮膻中、天樞、中脘、足三里各穴。

2. 匙刮胸背

刮大椎、定喘、肺俞、胸部自內而外、天突至膻中、中府、尺澤及上肢內側、志室一帶。氣喘緩解後，刮定喘、風門、肺俞、腎俞、志室及腰部、太淵

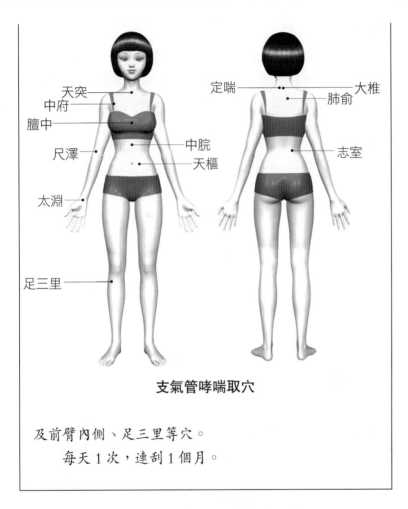

支氣管哮喘取穴

　　及前臂內側、足三里等穴。

　　每天 1 次，連刮 1 個月。

6 結核性胸膜炎──擦胸挺胸

　　結核性胸膜炎是結核菌及其代謝產物在胸膜出現的炎症反應，因人體反應性不同，可出現乾性和滲出性胸膜炎

兩種狀況。

初起酷似感冒，乾性胸膜炎局部有壓痛，可觸及胸膜摩擦感，聽診有胸膜摩擦音。滲出性胸膜炎胸腔積液較多時，患側胸廓飽滿，肋間隙增寬，呼吸動度、語顫減弱，氣管和心臟向健側移位，液平面以下叩診濁音，呼吸音減弱或消失，液平面上方可有支氣管肺泡呼吸音，偶有小水泡音。右側胸腔積液時肝濁音界消失。如有胸膜粘連肥厚，局部胸廓下陷，呼吸運動受限，叩診濁音，呼吸音減弱。

一般 X 線胸片可作出診斷。B 超可看出是否有胸水以及大致有多少量。中老年患者要特別注意排除腫瘤所致的可能性。

結核性胸膜炎的治療原則是積極治療結核和防止胸膜粘連。治療結核需要您積極配合醫生用藥，防止胸膜粘連就看您能不能堅持經絡鍛鍊了。

擦 胸 挺 胸

1. 熱掌擦胸

坐位、站立或仰臥均可，兩手相合，用力快速搓熱後，迅速置於兩側胸部和腋下，上下摩擦或輕輕按揉，直至局部發熱，需 10～15 分鐘。每天 2～3 次。

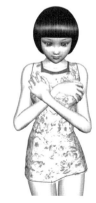

熱掌擦胸

2. 仰臥挺胸

　　仰臥，兩手放在體側，頭和腳穩住不動，腰腹用力使胸部向上挺起。維持數秒鐘後放鬆。如此反覆進行，共做 20～30 下。每天 2～3 次。

　　此動作能增強胸部和腰背部的力量，防止胸膜粘連。

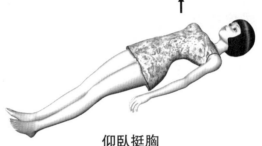

仰臥挺胸

3. 站吸蹲呼

　　站立，兩臂側上舉，同時深吸氣，然後兩臂向胸前交叉，身體下蹲，同時深呼氣。每次 20～30下。每天 2～3次。

　　反覆下蹲、站立的動作配合呼吸，能增強膈肌的力量，促進胸膜腔的炎症分泌物早日吸收。

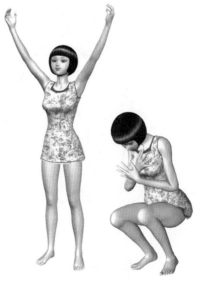

站吸蹲呼

4. 左右屈體

站立，上身先向左側儘量屈曲，同時深吸氣，還原；然後再向右側屈曲，同時深呼氣，反覆做 20～30 次。

左右屈體能牽拉胸膜，使粘連分離。

5. 屈腕托天

站立，兩手儘量向上舉，背屈手腕，手掌向上，兩手呈托天狀，還原，將手放下，恢復站立姿勢。每次 20～30 下。

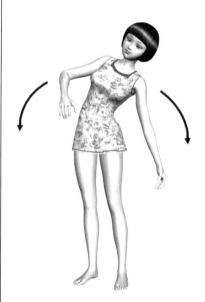

左右屈體

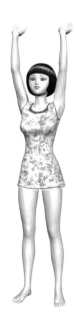

屈腕托天

二、循環系統疾病

1　高血壓——揉穴擦頸

　　凡在安靜時收縮壓 ≥ 140 毫米汞柱（18.7 千帕），舒張壓 ≥ 90 毫米汞柱（12.0 千帕），即可診斷為原發性高血壓。根據高血壓形成的病因及原理不同，醫生把高血壓分為原發性高血壓和繼發性高血壓。原發性高血壓是指病因未明的高血壓，在高血壓患者中占 90%～95%。繼發性高血壓（又稱症狀性高血壓）是指身體有其他疾病導致血壓升高，醫生能夠查出這些疾病，這部分人在高血壓患者中占 5%～10%。

　　高血壓初期常無自覺症狀，有時偶有頸部或頭部脹痛、頭暈、眼花、心慌、胸悶等，後期可出現心、腦、腎方面的症狀。

　　透過手法按摩有良好降壓效果的穴位和有效的形體動作，充分發揮經絡的整體調節作用，能夠擴張毛細血管，降低血管壁外周阻力，解除腦部小動脈痙攣，使氣行順暢，引血下行，達到疏通氣血，協調陰陽，降低血壓的目的，對原發性高血壓的預防也有較明顯的作用。

每天 *3* 分鐘

揉穴擦頸

1. 按揉太陽

端坐，上身挺直，沉肩墜肘，含胸拔背，用左、右手食指羅紋面，緊貼位於眉梢與外眼角中間向後約 1 寸凹陷處的太陽穴，稍用力按壓，並做順時針方向揉動，共按壓 5~8 次，每次 2 秒。

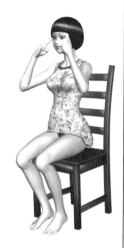

按揉太陽

2. 摩頭清腦

兩手五指自然分開，用小魚際從前額向耳後分別按摩 8~10 遍。按摩時沿途經過眉衝、頭臨泣、頭維、百會、風池、翳風等穴。

3. 揉捏耳穴降壓溝

食指、拇指相對，用力揉捏耳穴降壓溝，以有酸脹、疼痛感為度。

4. 按揉足三里

分別用左、右手拇指同時按揉位於外膝眼下四橫指凹陷處的足三里穴 20 餘下。

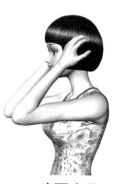

摩頭清腦

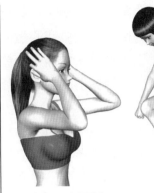 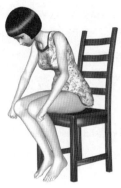 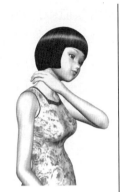

揉捏耳穴降壓溝　　　按揉足三里　　　交替擦頸

5. 交替擦頸

先用左手大魚際擦右頸部胸鎖乳突肌，再換右手擦左頸部胸鎖乳突肌。兩側交替，各做 10～15 遍。有解除胸鎖乳突肌痙攣而降低血壓的作用。

2 低血壓──單腳跳躍

低血壓是指動脈血壓的收縮壓（俗稱高壓）低於 90 毫米汞柱（12 千帕），舒張壓（俗稱低壓）低於 60 毫米汞柱（8 千帕）。

低血壓可分為急性和慢性兩種。平時所說的低血壓多指慢性低血壓。據統計，低血壓的發病率為 4％左右，在老年人群中可高達 10％。

由於血管內壓力過低，導致血液循環緩慢，遠端毛細

血管缺血，以致影響組織細胞氧氣和營養的供應，二氧化碳及代謝廢物的排泄。由於血壓下降影響了大腦和心臟的血液供應，造成大腦供血不足，常出現頭暈、頭痛、食慾不振、臉色蒼白、消化不良、疲倦乏力等臟器缺血、缺氧的症狀。

一般表現還有晨起自覺疲乏、手足冰冷、氣短、站立時頭暈，常有貧血及月經不調等。嚴重時還會產生直立性眩暈、四肢厥冷、心悸、呼吸困難、共濟失調、發音含糊，甚至暈厥、抽搐，需長期臥床等。因此使機體功能大大下降，工作和生活品質隨之降低。

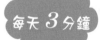

單腳跳躍

每天堅持單腳跳躍，開始時跳躍 20～30 下即可，以後逐漸增加，以不累為度。不但血壓可以上升，而且腿部肌肉會變得結實有力。

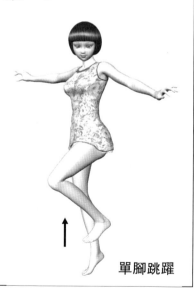

單腳跳躍

3 冠心病——摩胸拍胸

　　冠心病是「冠狀動脈粥樣硬化性心臟病」的簡稱，是指供給心臟營養物質的血管——冠狀動脈發生了嚴重的粥樣硬化或痙攣，使冠狀動脈狹窄或阻塞，以及血栓形成造成管腔閉塞，導致心肌缺血、缺氧或梗塞的一種心臟病。

　　臨床表現為自覺心前區悶脹，重者可出現心絞痛並放射至肩、上肢、背、牙齒等區域，有時伴有四肢厥冷或氣短、發紺等症狀。疼痛呈短時性發作或持續性。如冠狀動脈內徑變窄、血流緩慢，有血栓形成時，供應心肌的血流完全中斷，以致部分心肌嚴重缺血、缺氧，甚至發生壞死，形成心肌梗塞而猝死。

　　本病多發生在 40 歲以後，男性多於女性，城市多於農村，平均患病率約為 6.49%，而且患病率隨年齡的增長而增高，是老年人最常見的一種心血管疾病。

每天 **3** 分鐘

摩胸拍胸

1. 擦掌摩胸

　　①兩腳分開，與肩同寬，兩臂自然下垂，兩足趾用力如鉤，緊抓地面，如落地生根。精神集中，意守臍部。吸氣時腹部鼓出，肛門收縮，用鼻吸氣；呼氣

時收腹,肛門放鬆,用鼻呼或口呼均可。連做4遍。

②兩手掌心擦熱,左臂略離開身體,約與軀幹成45°,中指微用力,右手掌心置左胸心前區,四指併攏,拇指分開,以魚際部著力,呈順時針方向做環形按摩。連續32次。

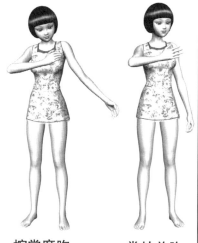

擦掌摩胸　　　掌拍前胸

2. 掌拍前胸

兩手掌相貼,快速擦熱後,將右手掌迅速輕輕拍擊前胸心臟部位。反覆30～40次。不堪拍擊者,也可在擦熱手掌後迅速按於前胸心臟部位做順時針方向撫摩1～2分鐘。

4 心絞痛──急救4法

心絞痛是冠心病引起的一個急性發作症狀,其原因是由於冠狀動脈粥樣硬化使心肌血管變窄、血流量減少,此時,若再遇到勞累、運動、情緒激動緊張、用力排便等加重心臟負擔的情況,常可誘發心絞痛。

心絞痛發作時，病人會突然感到胸骨下出現持續的壓榨性或窒息性劇痛。此時應立即取出隨身攜帶的硝酸甘油片 1 片，嚼碎後含於舌下，通常 2～5 分鐘疼痛即可緩解。如果效果不佳，10 分鐘後可再在舌下含服 1 片，以加大藥量。

　　若疼痛劇烈或隨身帶有亞硝酸異戊酯，可將其用手帕包好捏碎，湊近鼻孔將其吸入，常在吸入後 10～20 秒即可見效。

　　經過以上緊急處理後，為去醫院治療贏得了時間。但時常可遇到毫無準備的人，特別是初次發作心絞痛者，往往手忙腳亂、束手無策。

　　如果一時找不到藥物，可千萬別耽誤時間，應立即採用徒手點壓法治療。

每天 *3* 分鐘　急救 4 法

1. 點壓左手中指甲根部左右兩側

　　心絞痛發作時立即用右手拇指和食指點壓左手中指甲根部左右兩側，一壓一放，5～6 分鐘，有立即止痛之效。

2. 按壓至陽

　　手持 10 元硬幣，用其邊緣按壓至陽穴 3～6 分鐘，以出現酸脹為度。一般按壓 10～30 秒即可緩解疼

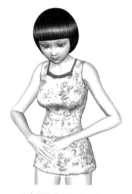

點壓中指根部

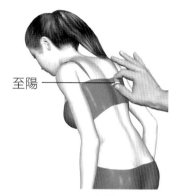

至陽

按壓至陽

痛。按壓一次維持的有效時間為 25 分鐘。每天按壓 3～4 次。

3. 按壓撥動內關穴

用拇指在內關穴處向下用力按壓,同時做與肌腱成垂直方向的撥動,頻率每分鐘為 100 次。力度準確時,有明顯的酸脹感。一般按壓 30 秒即起效。內關穴位於前臂掌側,腕掌橫紋中點向上 3 橫指處。

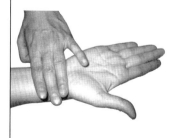

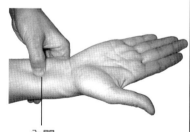

內關

內關穴取法

4. 按膻中推肋弓

用拇指按膻中穴，順時針、逆時針方向各按摩 30 下。時間持續約 3 分鐘。再用雙手並成梳狀，分別向兩側沿肋間隙平推刮肋弓 30 次，最後放鬆肩部和上肢。隨著均勻深長的呼吸，將雙肩自前向後緩慢旋轉 10～15 次，疼痛可獲緩解。

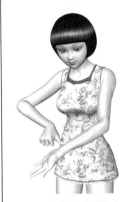

撥動內關穴

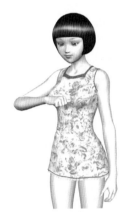

按膻中

5　心動過速——捏指按穴

凡成人心率每分鐘超過 100 次以上，稱為「心動過速」。

心動過速發作時，自覺內心忐忑不安、心慌、氣短、胸悶、頭暈。如心率過快或發作時間過長，有可能發生休克或心功能不全。平臥休息後可減輕。發作時間不等，有

的發作僅數分鐘，有的持續數小時甚至數日。有的幾年才
發作一次，有的卻一天發作多次。

　　一般發生在體育活動、劇烈勞動、情緒緊張或過於亢
奮、飲烈性酒、濃咖啡後容易發作。少數由於發熱、貧
血、甲狀腺功能亢進、心肌炎和其他心臟病而引起。

　　心動過速發生時，可採取以下措施，以使心率減緩。

每天 *3* 分鐘

捏指按穴

1. 揉捏小指

　　經常揉捏小手指甲兩側，每
日 2 次，每次 36 下，可起預防
作用。

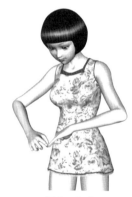

揉捏小指

2. 揉捏五指指尖

　　揉捏位於拇指的少商穴、位
於食指的商陽穴、位於中指的中
衝穴、位於無名指的關衝穴和位
於小指的少澤穴。

3. 按摩心俞及內關

　　按摩心俞穴及該穴的四周部位，用拇指指腹壓迫
並逐漸用力，順時針方向按摩共約 3 分鐘。最後按揉
內關穴，能雙向調節而起到防治作用。

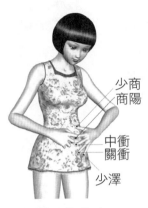

揉捏五指指尖

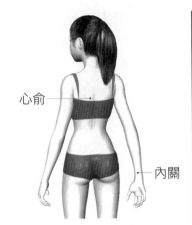

按摩心俞及內關

附：急性發作時的急救方法

1. 左右轉眼

　　坐位，上身正直，頭頸部固定不動，將眼球先儘量向左看，然後儘量向右看，每分鐘可轉換 30 次，共轉動 2～3 分鐘；然後雙眼視力集中，凝視自己的鼻尖 1 分鐘。如果心動過速仍不能控制，可重複做 2～3 次。

　　臨床上，醫生經常由壓迫眼球，刺激迷走神經來抑制心動過速。此法的原理類似，且比較安全。特別是對於高度近視、有視網膜疾病和其他眼疾等不適宜壓迫眼球者，可用本法。

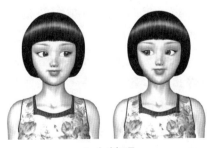

左右轉眼

2. 用力咳嗽

在心動過速發作的第一時間裏，可用力咳嗽，每 1～2 秒咳嗽 1 次，連續咳嗽 5 次，能將血液輸送到大腦，為送醫院急診贏得時間。

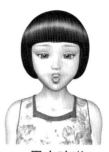

用力咳嗽

3. 閉目壓眼

當視線向下看時，閉目，用自己的中指指腹從眼眶上緣滑向眼球，先左後右，用適當的力量壓眼球，每次 10～20 秒，不要超過 30 秒。

高度近視、青光眼者禁用本法，以免引起眼內壓力增高或發生視網膜脫離的危險。

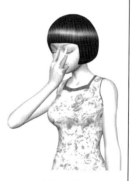

閉目壓眼

4. 三指壓頸

在頸部大約與甲狀軟骨上緣同一水平處，捫得兩側頸動脈搏動最明顯的部位（這裏有頸動脈竇），用食指、中指、無名指向頸椎後內方向壓迫。先壓敏感的右側，持續 5～10 秒，再壓左側。

注意：不可同時按壓兩側，以免心跳突然停止。當出現心跳減慢時，應立即停止按壓。有腦血管意外史者禁用本法。

發作時需送醫院急診，症情平穩後方可行經絡鍛鍊。

6　心動過緩——按揉手心

　　一般來說，當心率（心跳）每分鐘少於 60 次，即稱為心動過緩。如果沒有心臟不舒服，這種心動過緩多為生理性的，屬於正常現象，不必擔心，也不用治療。而如果心臟確實有不舒服的感覺，伴有胸悶、心慌等症狀，那就要引起重視了。

　　我們知道，心臟有類似「血泵」的作用，承擔著把帶有氧氣及營養物質的血液輸送到全身各個器官和組織的重任。心動過緩時，每分鐘輸出的血液相對減少。當減少到一定的程度時，各器官組織一旦得不到最低限度的血液供應，其功能將受到影響。其中大腦皮層對缺氧、缺糖最為敏感，因此功能障礙出現得最早，患者首先感到精神不振、疲乏無力、嗜睡，甚至暈厥。及時提高心律是緩解症狀的當務之急。

每天 **3** 分鐘

按揉手心

1. 按揉手心

　　一手拇指按住另一手的手心，其餘四指併攏，貼住另一手的手背，四指及拇指相對用力按揉 1 分鐘。

　　手心即勞宮穴之所在，勞宮穴屬心包經，為治療

心經疾病的要穴。

2. 按揉腎俞

　　兩手握拳，手背指掌關節突出處置於腎俞穴，用力按揉 2 分鐘。

　　每天按摩腎俞穴和勞宮穴能強壯心臟，增加心率及增加心臟的血液搏出量。

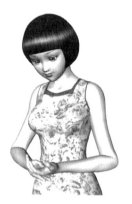

按揉手心

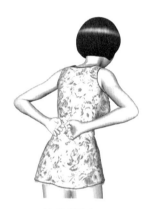

按揉腎俞

7 早搏——拍打胸腹、心區

　　「早搏」是由異常心電現象引起的心臟提前收縮，即心臟受到竇房結以外部位的指令而提前收縮。根據指令所在地的不同，早搏可分為房性早搏、竇性早搏和房室交界區性早搏。

早搏發生頻繁或呈多源性者，常是病理性的表現。見於動脈硬化、冠心病、風濕病、病毒性心肌炎以及某些藥物（如洋地黃、奎尼丁、銻劑等）的影響。急性心肌梗塞病人出現室性早搏，可發展成室性心動過速或室顫，應做緊急處理。

　　二尖瓣病變出現房性早搏，易發展成房顫。發現時，可用力咳嗽自救。一次咳嗽釋放的能量遠遠超過室速除極所需的能量，但是單次咳嗽很少成功，必須連續用力咳嗽才能奏效。

每天 *3* 分鐘

拍打胸腹、心區

1. 拍打胸腹

　　用右手掌從左胸前、腋前線上方開始，往下拍打至下腹部，再向上移至心前區。換左手掌拍打右胸前，方法相同。如此反覆拍打，頻率為每分鐘 100 次左右。拍打的力度以感覺舒適、爽快為度。左、右手反覆交替拍打。

　　適當增加拍打的時間，效果更好。據實踐者經驗介

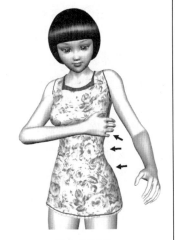

拍打胸腹

紹，連續 10 天為 1 個療程，一般兩個療程，早搏即可減少或消失。

2. 拍打心區

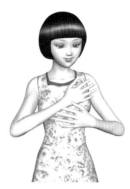

兩手掌張開，自上而下拍打心臟部位，力度適中，每天有空即拍打，時間不限。

早搏發生時，用左、右兩手掌交替拍打心臟部位，直到早搏停止。

拍打心區

8　神經衰弱——顫身擊腦

神經衰弱的原因是過度的腦力勞動引起大腦皮層興奮和抑制功能發生紊亂所致。中醫認為，人的情緒特別是憂、思、悲等不良情感常會誘發本病，現代醫學的研究也發現，神經衰弱多是由於抑鬱情緒引起的。

神經衰弱的臨床表現為失眠、多夢、焦慮、憂鬱、記憶力減退、頭昏腦漲、心悸氣短、注意力不集中、精神倦怠、對內、外刺激較敏感、情緒波動、易煩易怒、缺乏忍耐性、緊張性頭痛等。此外，還有口淡乏味、食慾不振、脇痛腹脹、噁心噯氣、大便乾燥或大便稀薄等腸胃症狀，男性性慾減退、女性月經失調等。

每天進行顫身擊腦的鍛鍊能使自己的心身得到放鬆，就能很快地從疾病中解脫出來。

每天 *3* 分鐘　顫身擊腦

1. 顫擊全身

兩腿隨膝微屈，收腹，頭稍低，含胸，舌舐上腭，全身重心左、右足反覆交換，同時抖動全身，兩手前後擺動，同時用手掌輕擊腹部、骶部、肩部、腰、腿、足底及全身。

2. 輕擊後腦

用手指輕擊後腦勺髮際處40～50次。

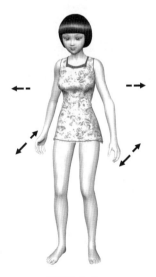

顫擊全身

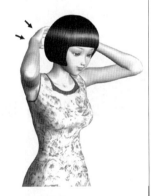

輕擊後腦

9 耳後頭痛——掐揉少衝

　　耳後頭痛的原因很多，因為「頭為諸陽之會」，六條陽經和六條陰經皆上於頭面部。六條陽經循行經過頭面部，六條陰經通過其經別及相表裏的陽經與頭面部發生聯繫，所以，頭是各條陽經和陰經的交會點，任何導致氣血失調、經絡不通，都可誘發頭痛。

　　根據經脈循行部位來考慮，耳後頭痛應是風寒痰瘀阻滯經絡，或是由於氣血虛弱、氣機不暢等引起。如果是風寒痰濕所致的頭痛，頭痛以脹痛為主並有重墜感，伴有畏寒、四肢不溫等症狀。如果寒已化熱，則出現發燒、咽乾、痰色黃稠等症狀。如果是氣血虛弱、氣機不暢所致的頭痛則伴有氣短心慌、面色㿠白、少氣懶言等症狀。

　　此類頭痛在掐揉少衝穴頭痛緩解之後，應進行養血活血調理，以鞏固療效，杜絕復發。

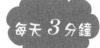

每天 *3* 分鐘 **掐揉少衝**

　　用拇指指端或指甲掐揉位於小指尖的少衝穴 2~3 分鐘。

　　少衝穴是手少陰心經上的重要穴道之一。「少衝」之「衝」，即通達之意。《針灸大辭典》解釋

說：「本穴為手少陰之井穴，經氣所出猶之水源，自手小指衝出。」少衝穴通達氣血，自能活血散風，行氣止痛。

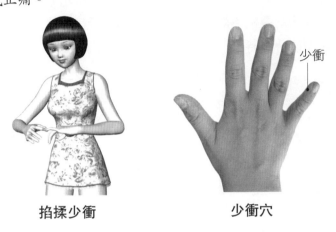

| 捏揉少衝 | 少衝穴 |

10 兩側頭痛──揉壓太陽

　　兩側頭痛多為緊張性頭痛，又稱為肌收縮性頭痛，主要為頸部和頭面部肌肉持續性收縮而引起兩側頭痛。除了兩側頭痛的感覺之外，還有頭部壓迫感、沉重感，有的還會有頭部的「緊箍」感。

　　引起緊張性頭痛的原因可分為原發性和繼發性兩類。原發性是原因不明或因精神緊張、焦慮而引起頭頸部肌肉持續性收縮所致。繼發性則常常是由於頸椎病、手術、外傷或感染等疾病，反射性引起頭頸肌肉收縮而產生疼痛。

　　臨床觀察發現，緊張性頭痛患者中大約有 90% 以上出

現兩側頭痛，多為兩顳側、後枕部及頭頂部或全頭部。頭痛性質為鈍痛、脹痛、壓迫感、麻木感和束帶樣緊箍感。頭痛的強度為輕度至中度，因頭痛劇烈而臥床不起者為少數。

　　疼痛常纏綿不癒，還常因為氣候、情緒變化、失眠等因素使頭痛時輕時重。病程長的甚至可以追溯 10～20 年前。

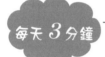

揉壓太陽

1. 揉壓太陽

　　兩手拇指分別按在太陽穴上，其餘四指併攏，分別貼於左、右額頭，拇指稍用力下壓並揉動，共 2 分鐘。

2. 彈撥頸肌

　　抬高手臂，拇指與其餘四指分別放於頸部肌肉兩側，拇指與其餘四指相對用力，左右彈撥頸部肌肉。如發現壓痛點或有痛性結節，則重點按揉 1 分鐘。

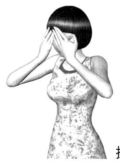
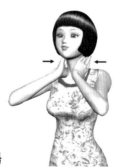

揉壓太陽　　　　　　　　　　　彈撥頸肌

11　後腦頭痛——按揉風池

後腦疼痛多見於緊張性頭痛或椎 – 基底動脈痙攣所致的頭痛。

緊張性頭痛常由緊張、焦慮、抑鬱、書寫、閱讀姿勢不正等因素，引起頭面部或頸部肌肉持續收縮，而產生頭痛。頭痛性質為重壓感、緊箍感或悶脹痛，常感頭腦不清，頭痛時間一般為上午輕，下午、傍晚加重，焦慮、緊張時可促發或加重。檢查時頸部肌肉有痙攣或壓痛，常伴有頭部及頸部肌肉發僵、活動受限，頸部肌肉痛就是這個原因。

椎 – 基底動脈痙攣所致頭痛，多為後枕部疼痛，可直上頭頂，並伴有頸痛，疼痛呈持續性，以脹痛為主。痛因多為頸椎退行性病變後，頸內動脈血流速度增快或減低，椎 – 基底動脈痙攣所致。

每天 3 分鐘

按 揉 風 池

雙手拇指置於同側風池穴，其餘四指貼於腦後，拇指指端稍用力下壓，並做順時針方向揉動，共 2～3 分鐘。適宜於後腦勺部位的頭痛。

風池穴位於後頭部，枕骨下兩側後髮際處，斜方肌上端與胸鎖乳突肌之間的凹陷中。

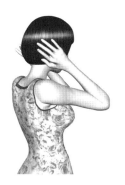

按揉風池

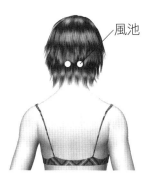

風池

風池穴

12 眩暈──眼觀物體

「眩」是眼花，「暈」是頭暈，兩者常同時並見，故稱「眩暈」，好發於老年。發作時都伴有噁心、嘔吐、面色蒼白、心動過緩和血壓降低等一系列內臟神經反應的症狀。

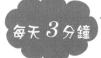

 眼 觀 物 體

1. 追逐亮點

仰臥時頭不可動，坐位時眼與頭可協調活動。自己或家屬持一個鐳射筆，將光射於牆上形成亮點，移動亮點時，雙眼追逐亮點，由慢到快，由短距離到長距離。

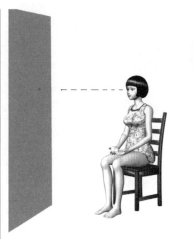

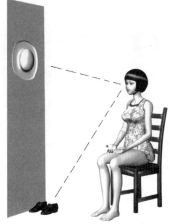

追逐亮點　　　　　　　　　觀察遠近物體

2. 觀察遠近物體

　　通過觀察遠近物體，進行頭部屈曲伸展運動。如先看牆上的壁掛，再看地上的鞋等。

3. 左右觀望

　　由左右觀望，如先看右側物體，再看左側物體，進行頭部的左、右側屈運動。

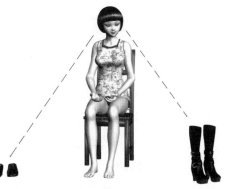

左右觀望

13 失眠——搓腳按穴

夜間睡眠時不易入睡,是許多人的通病,大多數中老年人更是飽受其苦。不易入睡常造成睡眠不足,或睡而易醒,或醒後不能再度入睡,甚至眼巴巴地睜眼到天明。時間一長便出現頭暈、心悸、健忘、神疲乏力、腰酸耳鳴、心神不安、全身不適、反應遲緩、記憶力減退、食慾不振以及遺精、陽痿等症。

醫生一般將病程小於 4 週的稱為「一過性失眠」或「急性失眠」;病程大於 4 週而小於 3～6 個月的稱為「短期失眠」或「亞急性失眠」;病程大於 6 個月的則稱為「長期失眠」或「慢性失眠」。

每天 *3* 分鐘

搓腳按穴

1. 熱掌搓腳

坐床上,先左腳蹺在右大腿上,腳掌斜向上,用搓熱的右手掌快速搓擦,一般搓200下,使腳掌產生溫熱感。再以同樣的方法,用左手掌心搓右腳掌。接著搓腳背,當腳背有溫熱感時即

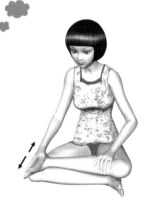

熱掌搓腳

可，能較快入睡。

2. 按穴催眠

睡前自我按揉印堂（兩眉中間）、太陽（眉梢外1指）、百會（頭上兩耳連線中點）、風池（後腦勺上，耳垂平齊凹陷處）各30～40下。

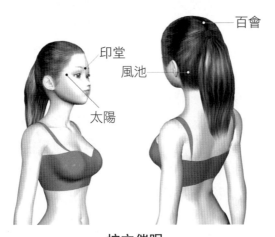

百會

印堂

風池

太陽

按穴催眠

14 健忘——聳肩甩臂

　　健忘是指人的記憶力減退，容易忘事，常常丟三落四，忘記自己說過的話而耽誤了重要的事情；或是忘記東西存放的地方而滿屋子尋找，既影響心情又影響工作效率；熟人見面人家熱情地打招呼卻忘了對方的姓名，十分的尷尬。

隨著年齡的增長，大腦皮層功能逐漸減弱，記憶力減退，健忘的症狀會表現得更加明顯。因此，健忘多發生在老年人及部分中年人。

據醫學專家研究，健忘不僅發生在中老年人的身上，很多年輕人也開始健忘或患有健忘症。專家們指出，健忘與平時的生活習慣有關。如果過多食入含鉛量較高的食品，就會造成攝入體內的鉛不能及時排出體外而滯留、蓄積，從而影響記憶力，如爆米花、罐頭、松花蛋、油條等含鉛量都比較高。當然鋁製的炊具和餐具在使用過程中會釋放出鉛，不應當繼續使用了。

長期過度用腦、睡眠不足會使大腦攝取資訊和保留資訊的能力大幅度降低而出現健忘的一系列症狀。

常常看見一些「老人家」事無巨細地都往本子上記，這倒是一個補救的方法。不過專家們指出，千萬不要依賴記事本，記憶鍛鍊才是最重要的。

聳肩甩臂

1. 聳肩旋臂

雙腳分立，與肩同寬，左肩上聳下落 10 下，然後左臂在體側從前向後與從後向前各旋轉 10 下。

2. 左臂甩動

左臂彎曲，輕輕抖動後，向前、向後甩動 100 下。

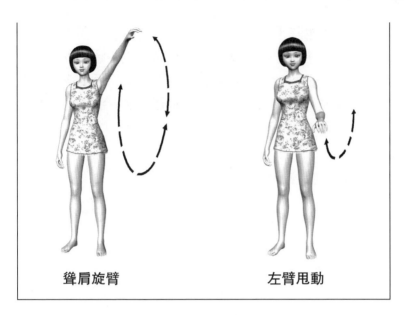

聳肩旋臂　　　　　　左臂甩動

15　糖尿病──灸四點穴

　　糖尿病是由於人體內激素分泌相對或絕對不足而引起的糖、脂肪、蛋白質代謝紊亂的全身性疾病。典型症狀為「三多一少」。「三多」，即多食、多飲、多尿。「一少」，即肌肉減少，消瘦。此外還有全身乏力、抵抗力降低、四肢麻木、皮膚及外陰瘙癢以及女性月經失調、男性陽痿等症。多發於中年人，屬於中醫所說的「消渴」範疇。

　　我國是世界上提出體育療法治療糖尿病最早的國家。早在 1300 年以前，我國的醫學家就認識到進行適度而有節制的體育活動是治療糖尿病（消渴）的重要方法。如隋朝名醫巢元方所著《諸病源候論》（成書於 610 年）中記載，

糖尿病患者應該「先行一百二十步,多者千步,然後食。」

　　唐代著名醫家、「藥王」孫思邈也主張應每餐食畢,出庭散步一兩百步,或根據情況出門行兩三百步或一兩千公尺,可見,我國古人很早就對糖尿病體育療法的重要性作了簡明的闡述。

每天 *3* 分鐘

灸四點穴

1. 灸四點穴

　　灸糖尿病四點穴,一個灸點在胸腹部正中胸骨劍突下兩橫指,再下兩個橫指為一個灸點,又在肚臍的左、右兩旁,離開臍眼兩指寬處各為一個灸點,共四點。每天灸 1 次,每次灸 15 分鐘。

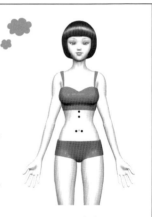

四點穴

2. 按搓頭皮

　　雙手搓熱,沿頭部前額、兩側、腦後的順序進行按搓 3～5 分鐘,可調節大腦皮層高級神經中樞和植物神經的相對平衡,促進胰島素發揮正常作用。

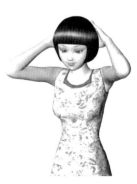

按搓頭皮

16 腦萎縮——貼腦弄舌

　　據世界腦病協會資料顯示，目前全球腦萎縮病人總數高達 2000 多萬，我國有 600 多萬，其中 65～70 歲的老年人發病率為 7%，70～80 歲的發病率高達 22%。

　　腦萎縮在臨床最主要的症狀是癡呆，尤其是老年人易引起老年癡呆症，嚴重影響生活品質，給子女、給社會增加負擔。

　　許多種原因可以引起腦萎縮，但主要的原因是衰老、長期用腦過度、腦外傷、腦梗塞、腦血管畸形、腦部腫瘤、腦發育不良、長期飲酒、甲狀腺功能病變、營養不良、濫用鎮靜藥、激素等。

　　隨著年齡的增長，大腦會相應地發生萎縮。不過，這種萎縮並不會影響人們的腦部功能。澳洲國立大學的研究人員透過研究後證實了這一點。他們報導說：「64 歲的男性其大腦要比 60 歲的男性的大腦小一些，然而，大腦的一些認知功能，如記憶、注意力以及處理問題的速度等，卻都沒有因此而受到影響。」所以腦萎縮並不都會發展成為老年癡呆症，不必過於擔心。

　　重要的是如果您有決心、有恒心堅持經絡鍛鍊，情況將會大有改觀，因為經絡鍛鍊能促進大腦的活動，阻止或減緩腦萎縮的進展。

每天 **3** 分鐘

貼腦弄舌

1. 掌貼腦後

全身放鬆，雙掌搓熱，十指交叉，將掌心緊貼在腦後玉枕穴（位於頭正中線入後髮際 2.5 寸，旁開 1.3 寸處，或枕骨粗隆上緣旁開 1.3 寸處），雙目微閉，舌舔上腭，排除雜念，此時頭部氣血暢通，大腦處於最佳狀態。

已經搓熱的雙手所產生的高電位，會立即向疲倦大腦的低電位流動，以調節大腦的神經細胞，增強其功能。一般 5 分鐘後，感覺到神清氣爽。

2. 伸舌擺動

每天早晨舌頭伸出和縮進各 10 次，然後舌頭在嘴巴外面向左、向右各擺動 5 次。

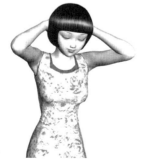

掌貼腦後

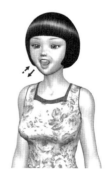

伸舌擺動

3. 目瞪口呆

端坐在椅子上，雙手十指張開，放在膝蓋上，上半身稍前傾，用鼻孔吸氣，接著嘴巴大張，舌頭伸出，呼氣，同時瞪大雙眼，目視前方，反覆操練 3～5 次。

4. 順逆擦頸

嘴巴張開，舌頭伸出並縮進，同時用右手食指、中指、無名指的指腹在左耳下邊至咽喉處，上、下搓擦

目瞪口呆

30下。然後用左手食指、中指、無名指的指腹反方向上、下搓擦 30 下。

5. 仰頭伸舌

頭部上仰，下巴伸展，嘴巴張大，舌頭緩緩地伸出，停留 2～3 秒，反覆操練 5 次。

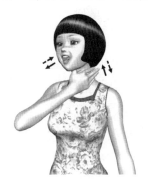

順逆擦頸

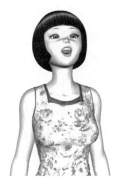

仰頭伸舌

17 老年癡呆──運指諸法

老年癡呆症的起病通常十分緩慢，如逐漸出現記憶力下降，理解、判斷、計算的能力下降等，還會出現耳鳴耳聾、幻覺幻聽、說話不俐落、不愛跟人交往、脾氣不好、多疑、自私、大事不管，但雞毛蒜皮的小事卻沒完沒了、該睡覺時不睡、高級情感活動（如羞恥感、光榮感、責任感、道德感等）都有不同程度地減退，對親人缺乏感情，嚴重時「六親不認」等。

中國目前已有老年癡呆患者 500 多萬人，占世界總病例數的 1/4。據調查，75 歲以上患病率為 8.26%，80 歲以上高達 11.4%。

女性的發病率高於男性，60 歲以上婦女中老年癡呆症的患病率是相同年齡段男性的 2～3 倍。

1994 年在英國愛丁堡國際老年癡呆協會第十次會議上確定了每年的 9 月 21 日是「世界老年癡呆日」，說明了世界各國已經十分重視對此病的研究。

經絡鍛鍊就是一種利用經絡作用的肢體體操，由於手指的運動十分方便，而且手指上集中了全身近一半的經絡，透過運動手指，恰當地刺激這些經絡和穴位，就能夠使大腦皮層得到良好的刺激，從而保持神經系統的活力而對老年癡呆症起到預防作用。

每天 *3* 分鐘

運指諸法

方法一　運氣張指

1. 呼氣吸氣

呼氣，同時握拳，再用力吸足氣並鬆開拳頭，可使頭腦輕鬆，連做 20 下。

2. 揉捏手指

用一手的食指和拇指揉捏另一手手指，從拇指開始，每指做 10 下。

3. 握拳伸指

兩手置於胸前，拇指向內對準掌心。緩慢吸氣，

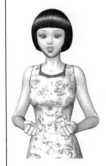

呼氣吸氣

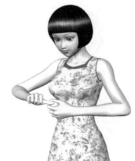

揉捏手指

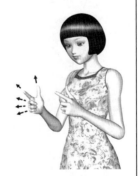

握拳伸指

同時雙手漸漸握緊。接著緩慢呼氣,同時急速依次伸開小指、無名指、中指、食指和拇指。左、右手各做若干次。

4. 按壓指根
用拇指按壓各指指根,每個指根按壓 20 下。

5. 五指張開
雙手手腕伸直,使五指靠近,然後張開,反覆做若干次。

方法二　屈指壓穴

1. 手指按壓
抬肘與胸平,兩手手指相對,互相按壓。按壓時,拇指和小指要特別用力。

2. 雙手勾拉
肘部上抬,與胸同高,一手向下,一手向上,手

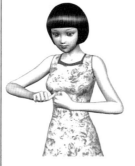
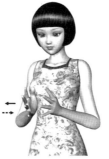
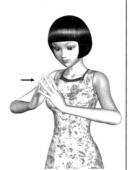

按壓指根　　　　　五指張開　　　　　手指按壓

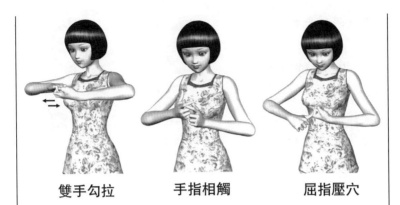

| 雙手勾拉 | 手指相觸 | 屈指壓穴 |

指微屈，互相勾緊，並用力向兩側方向拉。

3. 手指相觸

先用右手拇指觸碰左手的食指，再用右手食指觸碰左手的拇指，兩手手指反覆交替相互觸碰。熟練後再以右手拇指觸碰左手中指、左手拇指與右手中指相互觸碰，依次類推，一直做到小指，並反覆交替進行。

4. 屈指壓穴

輕握拳，一手拇指用力按壓另一手的各個手指，使各個手指都有力地按壓到位於手心的勞宮穴。

方法三　運指轉球

可用小鐵球（或玉球、石球、木球等）或核桃作為工具，具體做法如下：

1. 握球呼吸

將小鐵球或核桃握在手中，呼氣時用力握緊，深

吸氣時將手鬆開。

2. 握球轉動

將兩個小鐵球或核桃握在手裏，使其左右交換位置轉動。

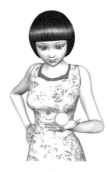
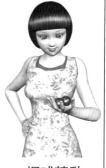

握球呼吸　　握球轉動

3. 壓球翻腕

兩手心用力夾球相對按壓，先用右手向左手壓，然後翻腕使左手在上，邊壓邊翻轉手腕。

4. 兩指夾球

用食指和拇指夾球，依次左右交換進行。

5. 手指轉球

將球置於手指之間，使其來回轉動。

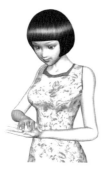
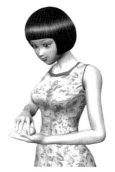
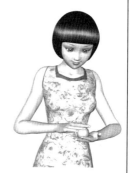

壓球翻腕　　　兩指夾球　　　手指轉球

18　預防中風——切齒晃腦

　　中風中最常見的腦血栓，是由於高血壓及動脈粥樣硬化，腦動脈血管壁增厚且粗糙不平，加上管腔狹窄，血小板很容易黏附在血管壁上，發生凝血或血液黏度增高、血流速度減慢。嚴重時腦血管會發生堵塞，腦組織因此而缺血、軟化、壞死，從而出現偏癱、失語、感覺障礙等一系列「中風」的症狀。

　　中風發病率高、致殘率高、死亡率高、復發率高，目前已成為僅次於缺血性心臟病的第二大致死原因，所以中風尤其重在預防。

　　經絡鍛鍊旨在鍛鍊血管的彈性，擴大血流量，保證大腦的供血和供氧，儘管是一些「小動作」，只要持之以恆，定能防範於未然。

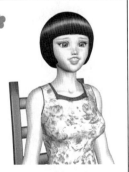

每天 **3** 分鐘　　切齒晃腦

方法一　切齒晃腦

1. 咬牙切齒

　　把上下牙齒整口緊緊合攏，且用力一緊一鬆地咬牙切齒，咬

咬牙切齒

緊時加倍用力，放鬆時也互不離開，每次做數十下。
可以使頭部、頸部的血管和肌肉、頭皮及面部有序地
處於一收一舒的動態之中，能加速腦血管血流循環，
使已趨於硬化的腦血管逐漸恢復彈性，有助於防止腦
中風發生。

2. 搖頭晃腦

　　平坐，放鬆頸部肌
肉，不停地上下點頭 3
分鐘左右，然後再左右
旋轉脖頸 3 分鐘，每天
2～3 次。可增強頭部
血管的抗壓力，還可以
減少膽固醇沉積於頸動
脈的機會，不僅有利於
預防中風，還有利於高
血壓、頸椎病的預防。

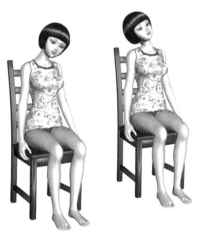

搖頭晃腦

3. 空抓左手

　　在腦出血患
者中，近 70％ 的
人是右腦半球的
微血管破裂出
血，這是因為在
人們的生活中，
人的大腦左半球

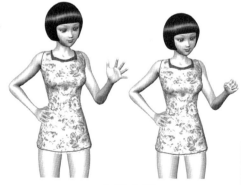

空抓左手

得到的鍛鍊多於右腦半球，故缺少鍛鍊的右腦半球的腦血管壁就顯得脆弱，容易發生破裂。因此，應多活動左手，而多動左手的最好方法就是空抓手，每天早、中、晚做 3 次，每次各做 400 ～ 800 下。

4. 按摩頸部

雙手摩擦發熱後，摩擦頸部左、右兩側，速度稍快，以皮膚發熱、發紅為度，早、晚各做 1 次。可促進頸部血管平滑肌鬆弛、減少膽固醇沉積，促使已硬化的頸部血管恢復彈性，改善大腦供血，預防中風發生。

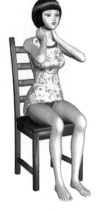

按摩頸部

5. 張嘴閉嘴

閒暇之時，經常做張嘴閉嘴的運動，張嘴時最大限度地將嘴巴張開，同時伴著深吸一口氣，閉嘴時將氣呼出，連續做 30 次。

此動作可改善腦部的血液循環，增強腦血管彈性，有助於預防中風，也有助於老年癡呆症的預防。

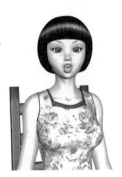

張嘴閉嘴

方法二　聳肩梳頭

端坐，上身挺直，將雙肩向上聳起，突然放下，反覆做 100 下。接著用梳子梳頭 200～300 下。

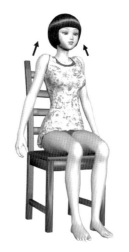

聳肩運動為頸動脈血液流入大腦提供了人工驅動力，迫使流動遲緩的血液加速流向大腦，因而可減少腦血管供血不足和發生梗塞的危險。梳頭不但可以改善腦部的血液循環，促進腦細胞的新陳代謝，而且能刺激頭部的經絡，並通過經絡與內臟的聯繫，使心血管系統得到調整，從而避免中風的發生。

聳肩梳頭

三、消化系統疾病

1 慢性胃炎──拔罐揉腹

慢性胃炎一般分為兩種類型：炎症病變比較表淺，局限在胃黏膜表面一層（不超過 1/3）者，稱為「慢性淺表性胃炎」；而炎症病變波及胃黏膜的全層，並伴有胃腺體萎縮者，則稱為「慢性萎縮性胃炎」。

慢性胃炎十分常見，約占接受胃鏡檢查病人的 80%～90%。胃鏡普查證實，中國人群中慢性胃炎的發病率高達60%以上，萎縮性胃炎約占其中的 20%。

慢性胃炎最常見的症狀是胃部疼痛和飽脹感，尤其在飯後症狀加重，每次進食量雖不多，卻感覺飽脹不適，常伴有噯氣、反酸、燒心、噁心嘔吐、食慾不振、消化不良等現象。

每天 *3* 分鐘

拔 罐 揉 腹

1. 中脘拔罐

　　先將火罐點火後迅速扣於中脘穴（胸口與臍之間中點）及神闕穴（即肚臍）上，留罐數分鐘，感覺腹內向上吸引，皮膚潮紅或見紫即可。每天 1 次，連續 10～15 天。

2. 疊掌揉臍

　　站立，兩腳分開，與肩同寬，雙目輕閉。左手心貼在肚臍上，右手掌壓在左手背上，逆時針、順時針輕揉腹部各 18 圈。

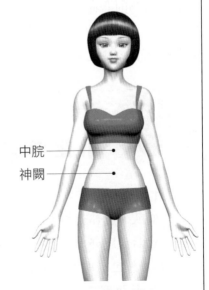

中脘

神闕

中脘拔罐

2 胃、十二指腸潰瘍——小雞啄米

胃及十二指腸潰瘍因其約 98%發生在胃及十二指腸部位而得名。本病是全球性多發病，總發病率約占總人口的 10%～12%，常見於男性，以青壯年居多，一年四季皆可發病，但以秋冬之交和冬春之交多發。

臨床表現以持續上腹疼痛為主，典型的潰瘍疼痛具有長期性、週期性及節律性。十二指腸潰瘍多在空腹或夜間疼痛明顯，胃潰瘍則在進食後疼痛加劇。胃潰瘍常在劍突下或偏左部位，於飯後半小時至 2 小時之內發生疼痛。十二指腸潰瘍則多在劍突下偏右部位，於飯後 3～4 小時後疼痛，或經常在半夜發生疼痛。伴有泛酸、噯氣、嘔吐等，可併發出血、穿孔或幽門梗阻，極少發生癌變。

每天 **3** 分鐘

小雞啄米

1. 小雞啄米

仰臥，腹部放鬆，手指稍彎，並使指尖扣在同一平面，輕貼於腹部上、下顫動如小雞啄米樣，頻率以每秒 3～4 次為宜。用力需柔和，從上腹部劍突下至肚臍緩慢來回往返移動。左、右手交替進行。一般 10 分鐘後，可聽到腸鳴音，隨著腹中脹氣排出而疼痛消除。

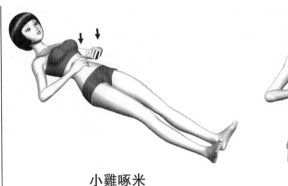

小雞啄米

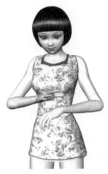

拍打手背

2. 拍打手背

食指、中指、無名指，小指併攏，拍打另一隻手背正中央的胸腹區。經常拍打、按摩此區，可消除胃腸道痙攣。

正常人也可檢查位於手背正中央的胸腹區，按壓時如痛得厲害，說明胃潰瘍即將發生，應每天堅持拍打或指壓此胸腹區。一段時間後疼痛消失而恢復正常。

3 胃下垂──腹部鍛鍊

胃下垂是由於胃壁及腹部肌肉無力、腹腔韌帶鬆弛，使胃不能保持在原來的位置而下降，嚴重的下垂則到腹腔下部，甚至進入盆腔。主要表現為腹部脹痛，尤以飯後加重。平臥時腹脹減輕，伴有噁心、噯氣、嘔吐，並有全身乏力、頭暈、便秘或腹瀉等症狀。

治療胃下垂的關鍵是加強對腹部肌肉的鍛鍊。最近有研究證明，鍛鍊腹部肌肉，有利於胃上舉。

　　經絡鍛鍊能夠治療內臟下垂的原理是由鍛鍊腹部和腰背的肌肉，以增強腹肌和腰背肌肉的力量，從而增強對內臟的支持。透過鍛鍊還可改善腹腔的血液淋巴循環，改善胃腸蠕動和消化吸收功能，從而改變全身衰弱的狀況，增強體質，促進健康。這套體操可早、晚各做一次，有條件者可增加鍛鍊次數。

　　經絡鍛鍊的方法很多，都能增強腹肌、韌帶承托胃體的力量，重要的是每天堅持練習，必能收到滿意的效果。

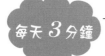

腹 部 鍛 鍊

方法一　腹部按摩

　　仰臥，屈膝，兩手掌重疊，按揉上腹部。並根據胃下垂的不同程度和部位，自胃體下方，邊按揉邊向上托起胃體，最後以逆時針方向按摩腹部。

　　以上方法可增強腹肌、髂腰肌以

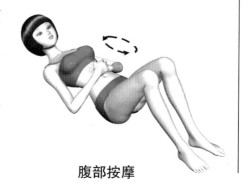

腹部按摩

及盆底肌肉，有助於胃體的上升。

方法二 腰腹上拱

1.腰腹上拱

仰臥，兩腿彎曲，腰、腹向上拱起，腳跟儘量靠近臀部，呈拱橋狀，維持一定時間（一般 30 秒左右，也可量力而行），然後還原。做 5～10 次左右。

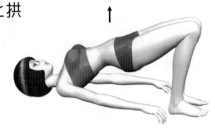

腰腹上供

鍛鍊時應儘量使腰腹部向上拱起，拱起的高度越高效果越好。

2.飛雁展翅

俯臥，兩臂後伸，抬頭挺胸，使上身儘量抬起，同時兩腿併攏儘量後舉，維持 6～10 秒。做 10次。

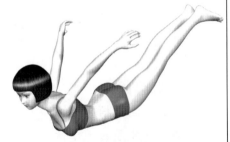

飛雁展翅

鍛鍊時應儘量使背部反張成弓形，僅腹部接觸床面，膝關節不能彎曲，頭和腿抬得越高越好。

3.臂腿同抬

仰臥，兩臂前舉，收腹，上身儘量抬起，同時兩

腿伸直上抬，儘量維持
6~10秒，還原。重複10
次。

　　鍛鍊時需注意，手臂
和腿要同時抬起，僅臀部
接觸床面，維持姿勢的時
間可根據自己的腹肌力量
縮短或適當延長。

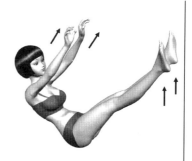

臂腿同抬

4. 仰臥起坐

　　仰臥，兩臂高舉過頭
（或兩臂抱頭），前擺時
收腹坐起，並前屈體，兩
手觸到腳尖。盡可能重複
做數次。

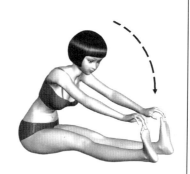

仰臥起坐

5. 仰臥蹬車

　　仰臥，兩腿抬起，一
腿前伸，一腿屈曲，模仿
蹬自行車的動作，連續反
覆蹬車3~5分鐘。

　　鍛鍊時，髖關節及膝
關節屈曲的幅度大一些為
好，動作要連貫、協調、
自然。

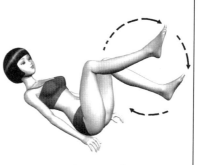

仰臥蹬車

4 慢性結腸炎——隔薑灸臍眼

慢性結腸炎的主要症狀有：慢性腹瀉或便秘，雙側腹部及雙側下腹部有鈍痛或隱痛，或腹脹，大便帶黏液，有些伴腸鳴。低位結腸和直腸有糜爛者可表現出大便帶少量血性黏液。

每天 **3** 分鐘

隔薑灸臍眼

1. 隔薑灸臍眼

取新鮮生薑一塊（大些為好），切成厚約 0.3 公分的薑片，用細針刺數孔後放在臍眼上，薑片上置艾炷，點燃施灸，待艾炷燃盡，立即更換艾炷，繼續施灸，一般施灸 3~5 個艾炷，此時腹內感覺溫暖舒適，臍部周圍皮膚潮紅濕潤，即已達到效果。

施灸時如果皮膚感覺熱痛，可將薑片連同艾炷向上略微提起，或向旁邊稍作移動，然後再接著施灸，以防過熱起泡。

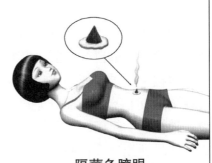

隔薑灸臍眼

每天 1 次，連
灸半個月至 1 個
月，效果較好。

2. 熱熨臍腹

將中藥乾薑 45
克，肉桂 20 克，
補骨脂、吳茱萸各
15 克，共研粗末，
加入大蔥適量，搗

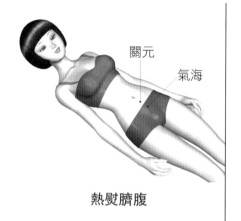

關元

氣海

熱熨臍腹

爛如泥，裝入布袋，放在臍眼及下腹關元、氣海等穴
位處。外用熱水袋熱熨。

如天氣寒冷，熱水袋冷得過快，應及時更換熱
水，以保持足夠的溫度。

5　慢性闌尾炎──點揉痛點

　　慢性闌尾炎有一部分是首次急性闌尾炎發病後，經非
手術治療而癒或自行緩解，其後遺留有臨床症狀，久治不
癒，病程中可再次或多次急性發作。醫生稱其為「繼發性
慢性闌尾炎」。有一部分並沒有急性發作過程，一開始就
是「悄悄地」起病，而且發展緩慢，因此病程持續較長，
從幾個月到幾年。在病情發展過程中沒有急性發作史，也
沒有反覆發作的現象。醫生稱其為「原發性慢性闌尾炎」。

慢性闌尾炎的症狀主要是右下腹部的疼痛，特點是間斷性隱痛或脹痛，時重時輕，部位比較固定。腹痛大多在飽餐、運動和長時間站立後發生。右下腹部有壓痛，一般範圍較小，位置恆定，重壓時才能出現。無肌緊張和反跳痛，一般無腹部包塊，但有時可觸到脹氣的盲腸。

　　平時常覺輕重不等的消化不良、胃納不佳。病程較長者可出現消瘦、體重下降。一般無噁心和嘔吐，也無腹脹，但老年病人可伴有便秘。

每天 *3* 分鐘

點 揉 痛 點

　　仰臥，豎起拇指，並將拇指對準右下腹部的壓痛點，稍用力向下點壓，並可稍作按揉。也可用掌跟對準壓痛點進行壓揉。用力稍重，效果較好。

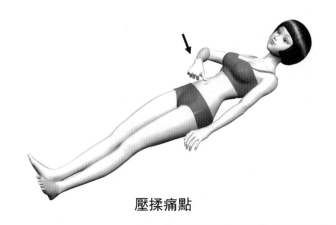

壓揉痛點

6 慢性膽囊炎──衝擊膽囊

慢性膽囊炎是膽囊的慢性病變，絕大多數病人都伴有膽囊結石，極少數是由細菌或寄生蟲所引起。慢性膽囊炎大多無明顯症狀出現，或僅有輕微的上腹部及右脇下脹悶不適感。進食較油膩食品（如豬蹄、油煎荷包蛋）後，感覺右上腹或中上腹疼痛，有時疼痛會放射到右肩背部。

每天3分鐘

衝擊膽囊

1. 按揉膽囊

仰臥或端坐在椅子上，兩腿略分開，右手大拇指置於膽囊部位，稍用力斜向肋下頂入，並揉動 15～20 次。

2. 俯身按腹

雙手緊按小腹，然後上身前傾，直至頭部低於雙膝，腹部

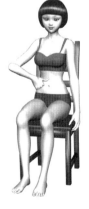
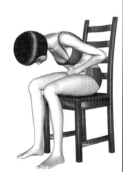

按揉膽囊　　　俯身按腹

緊緊壓在雙腿上，使橫膈上升，膽囊受到擠壓。

3. 衝擊膽囊

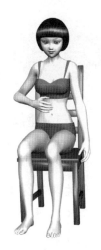

按上式，回復端坐姿勢，放鬆腹部肌肉，右手食指、中指、無名指、小指併攏，指尖朝向膽囊部位，快速衝擊膽囊區，使膽囊受到擠壓、振盪。肥胖者應先深吸氣使腹部下陷，再立即用手指摳著肋下部衝擊。頻率以 10 秒內做 15～18 遍為宜。

衝擊膽囊

7 膽石症——捶腹擊腰

膽石症是膽道結石症的簡稱。平時結石在膽囊內可以不出現症狀，但當它通過膽囊管時如果引起暫時性的膽囊管阻塞，就會導致膽管痙攣而引起膽絞痛。疼痛位於上腹部或右上腹，並向右肩胛區放射，膽囊區有明顯的壓痛。發作時常伴有噁心、嘔吐。如伴有急性膽囊炎，則出現寒戰、高熱。

膽絞痛常在飽餐或進高脂肪飲食後數小時開始出現，並逐漸加重直至難以忍受。

本病女性發病多於男性，尤以中年肥胖、多產婦女最多見。

捶腹擊腰

1. 捶腹擊腰

雙手握空拳，兩上肢肘關節自然彎屈，右手拳擊左乳下方肋骨下緣的腹部（即膽囊區），再擊背後左側腎臟部位。換左手擊打左乳下方肋骨下緣的腹部，再擊打背後左側腎臟部位。左右交替各擊打百餘下，每天早晨擊打，堅持數月。

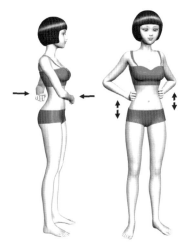

捶腹擊腰　　　搓擦脇肋

2. 搓擦脇肋

手握空拳，搓擦脇肋側線，不拘次數，以舒適為度。

3. 摩轉拍打

平時多按摩兩側後腰，旋轉左、右腳踝，拍打左、右小腿及大腿內側，由下往上拍打至陰部前為止。

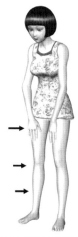

摩轉拍打

8　便秘——疊掌摩臍

便秘是指排便次數減少（每 2～3 天或更長時間排便 1 次，量少且乾硬），常同時伴有排便困難。一般對排便後 8 小時所攝的食物在 40 小時內尚未排出即稱為便秘。表現為大便秘結不通、排便時間延長、大便乾燥或雖有便意，但排便困難，是由於各種原因使糞便在腸道內停留時間過久，水分被過度吸收而導致大便乾燥所造成的。

便秘對人體造成的危害，一致公認的有引起肛腸疾患（如直腸炎、肛裂、痔等），胃腸神經功能紊亂，直腸或結腸潰瘍，結腸癌、心腦血管疾病發作，性生活障礙，婦女發生痛經、陰道痙攣、尿瀦留、尿路感染等，影響大腦功能（記憶力下降，注意力分散，思維遲鈍等）。

經絡鍛鍊不僅能夠增加腹肌和胃腸平滑肌的血流量，促進新陳代謝，還能增強腸壁的張力和胃腸的蠕動，促使大便通暢。

每天 **3** 分鐘

疊掌摩臍

1. 按摩天樞

仰臥，儘量放鬆腹肌，用兩手食指和中指的指端，同時輕輕按摩兩側天樞穴（穴在肚臍旁 3 橫指

處）約 1 分鐘。

2.疊掌摩臍

　　兩手手心和手背相疊，以肚臍為中心，沿順時針方向緩慢地在肚臍周圍小範圍按摩腹部 50 圈，再在肚臍周圍大範圍按摩腹部 50 圈。最後兩手相疊，從胸口偏左處開始向下腹部方向按摩 50 次。按摩力量宜稍重，以能帶動內臟則效果顯著。

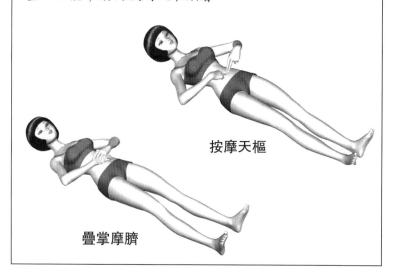

按摩天樞

疊掌摩臍

9 胃腸功能紊亂——擦胸揉腹

　　胃腸功能紊亂的症狀很多，主要表現有上腹不適、疼痛、腹脹、呃逆、噁心、嘔吐等，還有如腹部不適、排便不暢、便秘、腹瀉、排氣增多等。有相當一部分人腹瀉和

便秘反覆交替出現，長期不癒，十分痛苦。

引起胃腸功能紊亂的原因很複雜，但是與人的精神因素有十分密切的關係。當人們的情緒處於緊張、焦慮、恐懼、憤怒及憂鬱等狀態時，大腦皮層由於其興奮集中於情緒，對周圍神經的控制和調節能力下降，使胃腸的分泌、運動功能發生紊亂，從而產生上述各種症狀。

經絡鍛鍊能加強腹肌運動，按摩內臟、調和胃腸氣血，有助於消化、吸收。

每天 3 分鐘

擦胸揉腹

站立，兩腳分開，與肩同寬，右手大魚際緊貼上腹部中脘穴（位於腹部正中線上，當劍突與肚臍連線的中點處），左手按於右手手背上，兩手同時按順時針方向，從中脘穴部位向上，經過胸部左側，橫

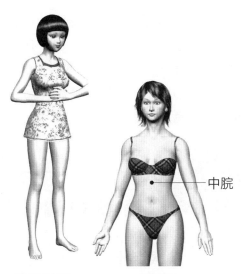

擦胸揉腹　　　中脘穴

向胸部右側，向下到達腹部。按揉 1 分鐘左右。再按逆時針方向摩擦和按揉 1分鐘。如此反覆。

10 慢性肝炎——揉擦胸脇

急性肝炎一般在 6 個月內痊癒，如果 6 個月後仍有臨床症狀和肝功能障礙者，稱為慢性肝炎。

有許多慢性肝炎患者無明顯不適。有部分患者感覺全身疲乏、食慾下降、上腹或肝區脹悶不適，甚至脇肋部串痛或刺痛。伴有消瘦、面色萎黃或晦暗、黃疸等。有的還有低熱和上腹不適，最終可出現慢性肝病的特徵包括脾大、皮膚蜘蛛痣和腹水。

除上述症狀外，還有肝功能障礙，即體內轉氨酶（GPT）升高。有的醫生將 GPT 升高的程度作為病情輕重的判斷依據。如 GPT 在正常值 3 倍以下（＜100U/L）為輕度；3～10 倍（100～400U/L）為中度；10 倍以上（＞400U/L）為重度。

每天 **3** 分鐘

揉擦胸脇

1. 掌根旋揉

先用掌根吸附於肝區及肝區上下部位，稍用力下

壓並同時做輕柔緩和的環旋揉動 1～2 分鐘。

2. 橫擦胸脇

　　再用手掌緊貼肝區部位，稍用力下壓並做上下直線往返摩擦，感覺有明顯的溫熱感為止。為增加摩擦力度，也可兩手相疊進行摩擦，頻率為每分鐘 100 次左右。

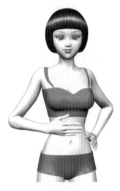
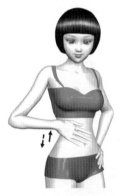

掌根旋揉　　　　　　　　　　橫擦胸脇

四、泌尿系統及肛腸疾病

1 前列腺增生——提肛抵陰

　　前列腺增生症又稱為「前列腺肥大症」，發病率隨著年齡的增加而逐年增加。主要症狀為排尿次數逐漸增加，

尤其是夜間排尿次數更多。一般從夜間 1～2 次逐步增加到 5～6 次甚至更多。逐步發展到排尿時不能及時排出，同時出現排尿無力、射程縮短、尿流變細等。

清晨尿道口見有黏液、黏絲及膿液分泌。後尿道、會陰和肛門部不適、重壓或飽脹感，下蹲或大便時為甚。

慢性前列腺炎可引起性慾減退或消失、射精時疼痛、精液中帶血、早洩、陽痿、遺精甚至不育。

有報導說，每次排尿前，踮起腳尖並用腳尖支撐整個身體，就像跳芭蕾舞的姿勢，腰向後仰，使腹部挺起，可使排尿時尿液暢通，還能增加排尿的力度和射程。踮起腳尖時，如站立不穩，可扶牆或其他牢固物體以協助平衡。

還有人提出，排尿時採用蹲位，不僅有利於治療本症，還可減少前列腺癌和腸癌的發病率。

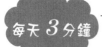

提肛抵陰

1. 縮臀提肛

仰臥，兩手枕於頭後，雙腿伸直，雙足稍分開，吸氣時用力收縮臀部肌肉，同時緊縮上提肛門，堅持 5～10 秒後，隨呼氣放鬆肌肉，如此重複5～6 次。

2. 抬臀提肛

仰臥，兩手枕於頭後，屈膝，足掌著床，兩足稍分開，腰腹用力將腰背及臀部向上抬離床面。吸氣並

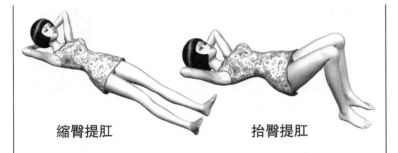

縮臀提肛　　　　　　　　抬臀提肛

同時收縮會陰部肌肉並上提肛門，堅持 5～10 秒，然後呼氣並放鬆肌肉。如此重複 5～6 次。

3. 觸膝提肛

直立，雙臂抱合，右手握左肘，左手握右肘，以雙肘及雙膝。吸氣並上提肛門，堅持 10 秒後呼氣並放鬆肌肉。重複 3～4 次。

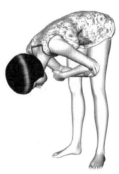

觸膝提肛

4. 跪坐提肛

跪姿，上身挺直，兩足腳趾靠近，足跟向兩側分開，臀部坐在足掌上，用大拇指觸摸足跟。吸氣時緊縮、上提肛門，呼氣時放鬆。重複 5～6 次。

性生活後，及時提肛 40 次，可加快前列腺恢復到平時狀態。因為性興奮而前列腺充血較明顯，此時提肛可使前列腺很快回縮，前列

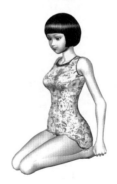

跪坐提肛

腺液得以排出，有利於前列腺的健康。

5. 足抵會陰

盤腿坐位，左腿伸直，右腿彎屈，右足跟盡可能抵住會陰，兩手按在雙膝上，吸氣並前躬上身，下巴緊貼胸前，收縮會陰肌肉並收縮、上提肛門，雙手指尖觸左足尖，呼氣時肌肉放鬆，反覆 3~5 次後左、右腿交換。

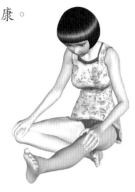

足抵會陰

附：臨時救急

①小便困難時，用左手捏右手小指指關節，再用右手捏左手小指指關節，反覆交替進行，可使小便通暢，殘餘尿也隨之減少。

②用消毒棉籤刺探喉嚨，引發嘔吐，或刺激鼻腔，引發噴嚏，可使小便排出順暢。中醫認為，上竅開而下竅通，被稱為「提壺揭蓋法」。

2　痔瘡——提肛摩肛

痔瘡是直腸末端黏膜下和肛管皮膚下痔靜脈叢屈曲擴張形成的柔軟靜脈團，主要表現為便血、滴血或噴血、肛門墜脹、疼痛、便秘、分泌物多、痔核脫出肛門外等。痔

瘡的發病與久坐、久立、少活動、便秘、腹瀉、排便時間過長、飲酒、嗜好辛辣飲食有關。

　　提肛是治療肛門疾患的卓有療效的傳統方法，能促進會陰直腸部的血液回流，幫助消散瘀積在靜脈團中的血液，預防和治療痔瘡的效果十分可靠。

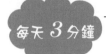

提肛摩肛

1. 夾腿提肛

　　仰臥，兩腿交叉，臀部及大腿用力夾緊，肛門逐漸用力收縮上提，持續 5 秒左右。然後放鬆，反覆做 15～20 次。

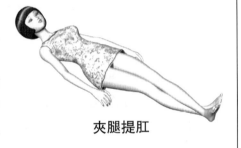

夾腿提肛

2. 運腹提肛

　　仰臥，全身儘量放鬆，雙手重疊放在小腹上，呼吸

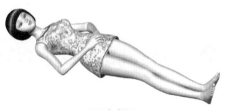

運腹提肛

與提肛相配合，吸氣時腹部鼓起，肛門放鬆，呼氣時腹部下陷，肛門收縮，並向上提縮肛門，持續 5 秒鐘左右。然後放鬆，反覆做 15～20 次。

3. 挺腹提肛

仰臥，屈膝，兩腳跟靠近臀部，兩臂平放體側，以腳掌和肩部支撐，骨盆抬起，同時收縮、上提肛門，持續 5 秒左右，還原。反覆做 15～20 次。

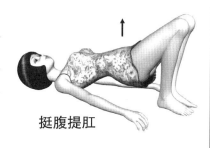

挺腹提肛

4. 按摩肛門

用中指按揉痔核，用力以稍重但不感到疼痛為度。如脫出者先塞入肛門再進行按揉。20～30 秒後再按摩肛門周圍及會陰部 40～50 週。

每次排便後用冷水洗淨肛門，再用本法進行按摩，效果更為顯著。冷水有收縮血管、減輕充血的作用。如用熱水洗滌也可，但洗滌完畢後再用冷水洗一遍，對收縮肛周血管更為有利。

3 脫肛（肛門括約肌鬆弛）──抬臀縮肛

脫肛又稱「肛管直腸脫垂」，是指直腸黏膜、肛管、直腸及部分乙狀結腸向下移位，脫出肛門外，是由於肛門括約肌鬆弛或收縮力減退，使肛門閉合不嚴所致，多發生於老年人或體弱者。

由於脫肛，腸黏膜所分泌的腸黏液會漏出肛門外，給生

活帶來麻煩。勞累或身體狀況不佳時，腸液漏出會更明顯。

為了判斷脫肛的程度，醫生一般將其分為 3 期。初期可見脫出物淡紅色，3～5 公分長，柔軟，無彈性，無血便，大便後能自然回復。中期可見直腸全層脫出，5～10 公分長，呈圓錐形，淡紅色，表面為環狀而有層次的黏膜皺襞，較厚，肛門鬆弛，大便後需用手內頂才能回復。後期可見直腸及部分乙狀結腸脫出，長達 10 公分，呈圓柱形，很厚，肛門鬆弛無力等。

經絡鍛鍊能加強肛門括約肌的收縮力量，具有縮肛、提肛的效果。

每天 *3* 分鐘

抬臀縮肛

1. 收縮會陰

坐位，有意識地收縮會陰部肌肉，包括尿道、陰道、肛門括約肌，收縮後放鬆，再收縮，再放鬆，如此反覆 50～100 次，每天 2～3 次。

2. 夾腿提肛

仰臥，雙腿交叉，臀部及大腿用力夾緊，肛門用力上提，持續 5 秒左右，還原，逐漸延

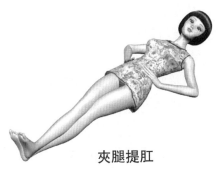

夾腿提肛

長提肛時間。如此反覆 20～30 次，每天 2～3 遍。

3. 抬臀縮肛

仰臥，以頭部和腳跟作為支點，抬高臀部，同時收縮會陰部肌肉，然後放下臀部，放鬆會陰部肌肉。如此反覆20 次。每天早、晚各 1 次。

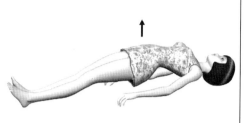

抬臀縮肛

4 夜間尿頻——掌擦腰骶

夜間尿頻是指白天小便正常，唯獨夜間尿多，頻頻起床。一般正常成人白天平均排尿 4～6 次，夜間就寢後 0～2 次。

據報導，夜間尿頻以老年女性較為多見，約占 60%。

中醫認為夜間尿頻是由於腎陽不足或腎氣虛弱導致膀胱的耐受程度降低和收縮無力，儘管膀胱內的尿量並不多，然而膀胱卻已經「忍無可忍」，欲出而後快了。

膀胱收縮無力，不能將膀胱中的尿液全部排盡，致使排尿後仍然有尿液殘留在膀胱中。這樣的話當然要頻頻排尿了。然而，白天排尿次並不多，是因為白天是「陽氣用事」，腎的陽氣受到鼓舞，因此勉強能夠「對付」，然而

到了夜間，「陰氣用事」，陰氣消耗腎的陽氣，使陽氣更加虛弱，膀胱因此益發「敏感」。所以尿頻在夜間也就不奇怪了。

腰骶部是腎陽之所在，掌擦腰骶能振奮腎陽、鼓舞腎氣，從而防止夜間尿頻。

每天 **3** 分鐘

掌擦腰骶

1. 掌擦腰骶

站立，呼吸自然，雙手相合，用力摩擦使手掌發熱。上半身略往前傾斜，同時雙手迅速置於腰骶部，上、下用力，反覆摩擦，直至腰骶部感覺溫熱為止。

2. 抬膝提肛

仰臥，將雙膝盡可能貼近胸部，深吸氣的同時用力收縮會陰部肌肉及肛門。每日可在睡前和起床前各做 1 次。

抬膝提肛鍛鍊會陰部肌肉，同時也使膀胱括約肌的收縮力量加強，因此堅持鍛鍊能增加排尿時膀

掌擦腰骶

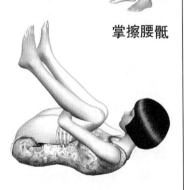

抬膝提肛

胱的收縮力，減少尿液的殘留。

有親歷者介紹經驗說，堅持鍛鍊半年以上見效，一年後可不藥而癒。

5 咳嗽時漏尿——盆腔鍛鍊

咳嗽時尿液漏出，現代醫學稱「壓力性尿失禁」。是因為咳嗽時腹壓增加，膀胱受到壓力導致關閉不嚴而尿液漏出。此病在中老年女性多見，其原因是由於女性盆底肌肉鬆弛、尿道外括約肌收縮力降低所致。

鍛鍊盆腔肌肉，使尿道括約肌的收縮力加強，是解決咳嗽時尿液漏出的根本方法。

盆腔鍛鍊

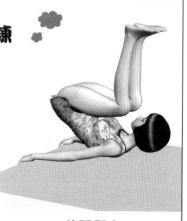

方法一　盆腔鍛鍊

1. 伸腿懸空

坐在床沿上，上身平躺，雙手把住床沿，雙腿合攏、挺直，伸出，懸空，並慢慢向上舉起，逐

伸腿懸空

漸向上身靠近。當雙腿接近上身時，腹部用力使上身抬起，頭部能碰到膝蓋為好。如碰不到應儘量接近雙腿。然後雙腿慢慢地放下，恢復原來姿勢。如此反覆數次。

2. 縮臀攏腿

　　站立，雙腳跟併攏，用力收縮兩側臀部肌肉及大腿肌肉，使臀部肌肉相挾，大腿肌肉向內側靠近，膝部稍外轉，會陰部及腹部肌肉同時用力。如此反覆多次。

縮臀攏腿

方法二　分膝收肛

1. 屈腿分膝

　　仰臥，彎屈雙膝，同時將雙腿緩慢抬起，使大腿逐漸接近腹部，此時雙臂抱膝壓腹，借助腿部用力擠壓小腹部，臀部下方離開水平面。然後雙膝緩慢地向兩側分開到最大程度，然後再向內靠近，雙

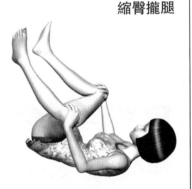

屈腿分膝

腿緩慢伸直，恢復到仰臥的體位。反覆做數次。

2. 抬身收肛

　　仰臥，雙手在身體兩側，手心朝下，慢慢吸氣，收縮腹部，雙手按壓所躺的水平面，借助按壓的力量

讓上體緩慢坐起同時收縮肛門，然後再將上體緩慢地
躺下恢復原位。反覆做數次。

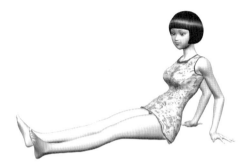

抬身收肛

五、 骨傷科及外科疾病

1 肩周炎——爬牆下蹲

　　肩周炎俗稱「漏肩風」、「肩凝症」。因發病年齡多
在 50 歲上下，所以又稱為「五十肩」。肩周炎初期為炎症
期，肩部疼痛難忍，尤以夜間為甚。睡覺時因害怕肩部受
壓產生劇痛而採取對側側臥的姿勢，翻身困難，因肩部疼
痛而無法入睡。一般白天較輕，晚間較重。發病率女性高
於男性。

　　如果初期治療不當，將逐漸發展為肩關節周圍發生粘
連而肩關節活動受限，手臂不能上舉，影響日常生活，如

吃飯、穿衣、洗臉、梳頭、脫衣等都會發生困難，嚴重時生活不能自理。

　　十指爬牆能解除粘連，擴大肩關節運動範圍，恢復肩關節正常的活動。

每天 *3* 分鐘

爬 牆 下 蹲

1. 十指爬牆

　　面對牆壁，雙手手指略張開，貼於牆面上，手指彎屈時手掌跟進，如此沿牆壁緩慢向上爬動，直至肩部不能上抬為止，然後緩緩向下回到原處。反覆數次。

2. 下蹲引肩

　　患側手臂向上伸直，握住固定物體（如櫥門、桌邊等），勿使其移動，上身逐漸下蹲，牽引患肢向上舉直。反覆多次。

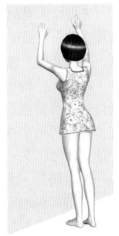

十指爬牆

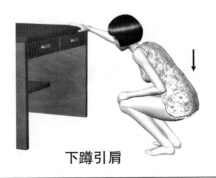

下蹲引肩

2 跑步膝──屈膝蹲樁

跑步膝，顧名思義是由於跑步所引起的膝關節疼痛。最主要的特徵是疼痛點在膝蓋骨（髕骨）前下方一個叫髕腱韌帶的地方。

主要原因是跑步時大腿肌肉反覆收縮，使膝關節重複地彎屈、伸直，造成髕腱韌帶承受的壓力過大。當這種壓力達到一定程度後，容易引起髕腱韌帶的細微損傷。

剛出現「跑步膝」時，只是在跑步之中或跑步之後感到疼痛，每當坐下並伸直腿時疼痛加重。局部冷敷可以減輕疼痛。可用小冰塊或浸過冷水的毛巾，敷在膝關節疼痛的部位，每次 5～15 分鐘，每日 2～3 次即可。

運動時間越長，強度越大，出現跑步膝的症狀越明顯。同時與場地不適合和跑姿不正確有關。如長時間沿柏油路或水泥路奔跑，地面堅硬，缺乏緩衝；再加上跑步時足跟著地，對膝蓋的衝擊猛烈，就很容易發生跑步膝。

每天 3 分鐘

屈膝蹲樁

1. 屈膝牽拉

右腿單腳站立，右手扶桌子或窗臺，左腿向後屈曲膝關節。用左手握住左腳，並向左臀部牽拉，直到大腿

前面的肌肉有被牽拉的感覺。保持這個姿勢10秒,然後放鬆,還原,反覆做10餘次,兩腿交替進行。

2. 馬步蹲樁

站立,兩腳分開,與肩同寬,雙膝關節彎屈90°左右,保持此種姿勢數十秒,然後恢復站立姿勢。再反覆屈膝蹲樁10～20次。

每次蹲樁保持的時間及反覆蹲樁的次數根據自己的感覺而定,以蹲樁時膝蓋無疼痛感為度。

開始蹲樁時,如腿力不濟,可稍稍抬高身體,隨著鍛鍊次數的增加,逐漸降低身體的高度,直至大腿基本成90° 為度。蹲樁的時間也可相應延長。

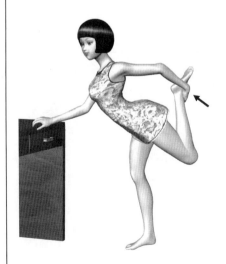

屈膝牽拉

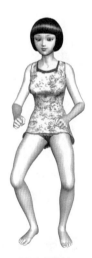

馬步蹲樁

3 足跟痛——腳踩拳捶

　　足跟痛是指腳跟落地時會產生疼痛，最常見的是在早晨起床時腳跟落地行走的第 1、2 步感覺最痛，忍痛行走一會兒疼痛反而減輕，但走路過多或勞累後疼痛加重。如走路時不慎踩到硬物，或下樓梯足跟著地時用力過猛，都會疼痛難忍。

　　醫生將足跟痛分為兩種：一種是真性足跟痛，另一種是假性足跟痛。真性足跟痛是指跟骨下生有骨刺所發生的足跟痛；而假性足跟痛則跟骨下並無骨刺，是跟下有滑囊形成，造成足跟下壓力增加作痛。

每天 *3* 分鐘

腳踩拳捶

1. 原地踩腳

　　脫鞋，光腳在水泥地上踩腳跟，每次踩 50～100 下，每天 3～5 次，堅持踩腳直至痊癒。

2. 拳捶腳跟

　　先反覆搓腳心及腳底，使整個腳掌發紅、發熱，然後握緊拳頭，

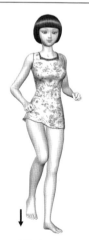

原地踩腳

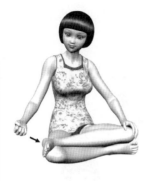

拳捶腳跟　　　　　　**棒擊痛點**

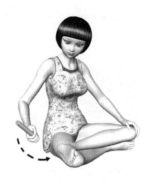

對準腳跟的壓痛點用力捶擊。

3. 棒擊痛點

如果能忍痛，可選用木棒以代替拳頭，對準壓痛點，先輕輕捶擊，待適應後逐漸增加捶擊的力度。據介紹一般 1～2 次可癒。

4　足底痛──翻走扳趾

足底痛的原因雖然很多，但通常是由於足底筋膜炎或跟骨骨刺。一般來講，如果步行或站立時，腳底後跟部位有明顯的疼痛，而且越走越痛，則跟骨骨刺的可能性較大。如果腳底疼痛明顯，但越走越不痛，按壓腳底內側時會感到疼痛，這就很可能是足底筋膜炎了。

剛開始做以下鍛鍊時，會有肌肉酸痛感，一般一週後，

這種感覺就會自然消失，再繼續鍛鍊，效果即會顯現出來。

翻 走 扳 趾

方法一　內翻行走

1.足踝內翻

盤腿坐，先將兩足踝按順時針、逆時針方向各轉動 20 次，再將足趾向下勾緊，足心拱起，維持 3～5 秒，然後放鬆，反覆做 10～20 次，最後用力將足踝向內側翻轉，維持 3～5 秒，反覆做 10～20 次，左、右足踝交替，動作相同。

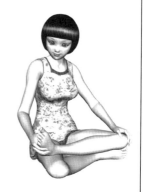

足踝內翻

2.內翻行走

站立，使足內翻，用足外緣著地走路，在原地來回走至小腿肌肉酸脹為止。

方法二　扳趾抓趾

1.前傾扳趾

面牆而立，手臂前伸扶牆，腳跟不離地，身體向

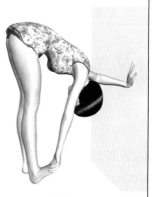

前傾扳趾

牆前傾，停留 10 秒後，腳尖部儘量朝上，再用手將腳趾向上、向下扳動，各停留 10 秒。反覆數次。

2. 踏地抓趾

在地上鋪一條毛巾，將足底平貼於毛巾上，用腳趾頭抓毛巾。

5　坐骨神經痛——拳打掌擦

坐骨神經痛是由於坐骨神經的病變所引起的病變，最顯著的特點是沿坐骨神經的走行部位發生疼痛。也就是說，疼痛從腰部開始沿著臀部、大腿後側、小腿外側直至足跟及足背處，呈持續性、燒灼或鑽刺樣疼痛，夜間疼痛更加劇烈。行走以及咳嗽、噴嚏、伸腰用力時都會使疼痛加劇。

為避免神經牽拉、受壓，患者被動地採取特殊的減痛姿勢，如睡時臥向健側，髖、膝關節屈曲、站立時著力於健側，坐位時臀部向健側傾斜，以減輕神經根的受壓。

每天 *3* 分鐘　 **拳 打 掌 擦**

1. 拳打腰臀

手握空心拳，捶打腰臀部及大、小腿後側，用力

適度，持續捶打數分鐘，
以舒適為度。

用空拳捶打時，緩慢
而有力度，沿著坐骨神經
分佈部位，邊捶打邊緩慢
移動。可根據耐受程度調
節用力的大小。

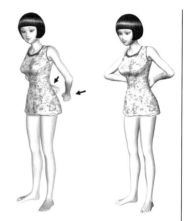

2. 掌擦腰臀

空拳捶打腰臀後，雙
手手掌從腰部到臀部來回

掌擦腰臀　　　拳打腰臀

按擦數十下，速度逐漸加快，使腰臀部有發熱感。接
著再用空拳捶打腰臀部。如此反覆多次。

也可手握空拳進行按擦，這樣更容易出力，適宜
女性或手腕力量較小者。

---

6 頸椎病——金獅搖頭

頸椎病又稱「頸椎綜合症」，是指頸椎退行性改變或
頸部軟組織病變所引起的綜合症。多發於中老年人。發病
原因與長期姿勢不當有關，此外受寒及潮濕等因素刺激也
是本病的誘發因素。

頸椎病的主要症狀為頸部轉動時疼痛，可牽涉到肩、
臂疼痛、上肢麻木、頸部活動受阻，嚴重的會出現眩暈、

噁心、耳鳴、耳聾、視物不清等症狀。

　　頸部的活動能消除頸部關節囊、韌帶、肌肉等組織的炎性反應，解除粘連，運動頸部肌肉，增強肌肉力量，改善頸部血液循環，從而恢復頸椎內外的平衡，在急性發作期，應以休息為主，不宜進行鍛鍊，否則欲速則不達。經絡鍛鍊不要急於求成，但要堅持不懈，必有收穫。

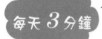

金獅搖頭

方法一　頸部運動

1. 前俯後仰

　　站立，雙眼平視前方，雙腳分開，與肩同寬，雙手叉腰，頭部向上抬起，逐步後仰，同時吸氣，雙眼望天，停留片刻；然後頭部緩慢向前胸部位低頭，使下頜儘量貼緊前胸，同時呼氣，雙眼看地。反覆做 4 次。

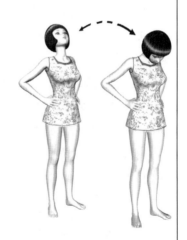

前俯後仰

2. 左右擺動

　　接上式，頭部緩緩向左肩傾斜，使左耳貼於肩，停留片刻後，頭部返回中位。然後再斜向右肩，

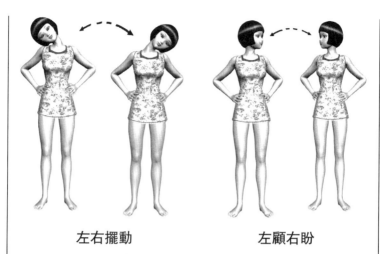

左右擺動　　　　　　左顧右盼

使右耳貼於右肩。停留片刻後，頭部返回中位，然後再向左肩傾斜。反覆做 4 次。

3. 左顧右盼

站立，雙目平視，雙腳分開，與肩同寬，雙手叉腰。先將頭部緩慢轉向左側，同時吸氣，轉到右側頸部伸直時，停留片刻，再緩慢轉向右側，同時呼氣，轉到左邊頸部伸直後，停留片刻，再緩慢轉向左側。如此反覆做 4 次。

方法二　聳肩縮頸

站立，雙目平視，雙腳分開，與肩同寬，雙手自然下垂。雙肩慢慢提起，頭部儘量往下縮，停留片刻後，雙肩慢慢放鬆，頭頸自然伸出。然後再將雙肩用力往下沉，頭頸部向上拔伸，停留片刻後，雙肩放

鬆，並自然呼氣。反覆做4次。

注意：在縮伸頸的同時要慢慢吸氣，停留時要屏氣，鬆肩時要儘量使肩、頸部放鬆。

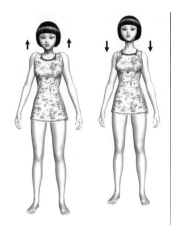

聳肩縮頸

方法三　金獅搖頭

兩腿分開，與肩同寬，兩手叉腰。頭頸放鬆，緩慢做大幅度環轉運動，依順時針和逆時針方向交替進行，各做 10～15 次。

無論何種動作，結束後先用左手或右手手掌緊貼後頸部位，反覆做橫向或縱向摩擦。雙手可輪流進行，直至頸部發紅發熱，感覺舒適為止。

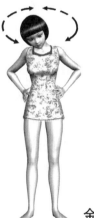

金獅搖頭

7　骨質疏鬆症——跳繩抬臀

骨質疏鬆症是以骨量減少、骨的微觀結構退化為特

徵，致使骨的脆性增加以及易於發生骨折的一種全身性骨骼疾病。

骨質疏鬆症的主要表現為：骨量減少、骨鈣溶出、脊柱壓縮性骨折，致使「龜背」出現，並伴老年呼吸困難、骨質增生、高血壓、老年癡呆、糖尿病等一些老年性疾病。

骨質疏鬆症還會給人們帶來種種困擾。最常見的是腰背酸痛，其次為肩背、頸部或腕踝部的酸痛，時好時壞，纏綿不癒，還會造成脊柱變形、躬腰、駝背、身材變矮等。

骨質疏鬆的發病率在慢性疾病中已躍居第 7 位。根據北京、上海的調查，60 歲以上的人群中患有骨質疏鬆症超過 50%，而其中女性約占 80%。

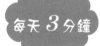

跳 繩 抬 臀

1. 原地跳繩

跳繩，每次 100～300 下，早、晚各鍛鍊 1 次，持之以恆。

跳繩時，由於地面對腳跟形成的衝擊力，可激發骨質的形成，同時可以促進全身血液循環，有利於骨質的生長和形成。

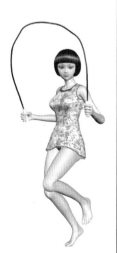

2. 收腹抬臀

仰臥，雙臂放於體側，雙下肢

原地跳繩

屈膝，足撐於床面，做收腹、抬臀動作，使臀部離開床面，保持 5 秒，做 20 次。

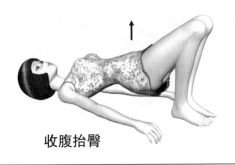

收腹抬臀

8 慢性腰肌勞損——扭臂擊腰

慢性腰肌勞損是指腰部肌肉、韌帶等軟組織的慢性損傷，在臨床上較為多見。主要症狀為腰部一側或兩側酸脹疼痛，與長期處於某一種姿勢下工作有關。

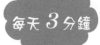

扭臂擊腰

方法一 扭臂擊腰

兩臂放鬆，自然下垂，兩手握空拳，上身分別向左、右方向扭轉。往左扭轉時，左手手臂隨之旋轉至腰後，左手手背自然擊打左腰部。往右扭轉時，右手

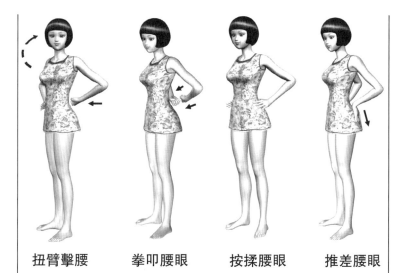

扭臂擊腰　　　拳叩腰眼　　　按揉腰眼　　　推差腰眼

手臂隨之旋轉至腰後，右手手背自然擊打右腰部。扭腰的幅度逐漸加大，連做 40～50 遍。

方法二　叩揉推搓

1. 拳叩腰眼

雙手握拳，兩拳心向外，輕叩腰眼左、右各 30 下，兩側同時進行。

2. 按揉腰眼

雙手叉腰，大拇指分別按於腰眼處，用力下壓，並旋轉揉按。先順時針、後逆時針方向各按揉 36 圈。

3. 推搓腰眼

兩手對搓發熱後，緊按腰眼（腰眼穴位於背部第

三腰椎棘突左右旁開 3～4 寸的凹陷處），稍停片刻，然後用力經左右腰骶部向下推搓到尾骶部。

9 手腳麻木——四肢顫抖

　　手腳麻木以老年人最為多見。根據臨床觀察，與動脈硬化有關。動脈硬化一方面會減緩神經的傳導速度，另一方面可使腦的局部供血、供氧減少和中樞功能障礙。這種手足麻木往往有一側性、陣發性的特點，持續數小時或數日後其麻木症狀隨著血管狀態的改善，可自然好轉或消失。

　　營養不良也可導致手腳麻木。特別是 B 群維生素的缺乏可致神經營養與代謝功能的阻礙，神經傳導速度減緩，引起末梢神經炎和神經根病變而出現手腳麻木。

　　一般認為，糖尿病、藥物或化學製劑、神經炎、局部神經受到了壓迫等，會引起手腳麻木。

　　四肢顫動能幫助微小移位的神經恢復正常位置，促使全身的血液循環，有助於消除神經末梢的炎症。

每天 **3** 分鐘

四 肢 顫 抖

1. 仰臥顫抖
　　仰臥，頭部枕個小圓柱體，向上舉起雙手和雙

腳。腳掌與地面平行。雙手和雙腿同時開始顫動。每次 3 分鐘。

2. 站椿顫抖

　　站立，兩腳分開，與肩同寬，雙膝略彎屈，上身略向前傾，保持重心平衡。雙手和雙腳同時開始顫動。每次 3 分鐘。

　　以上兩種顫抖法相比，以站椿顫抖法效果較好，因此體力上能夠勝任站椿者以選擇站椿顫抖法為好。不能勝任站椿者才選擇仰臥顫抖法。

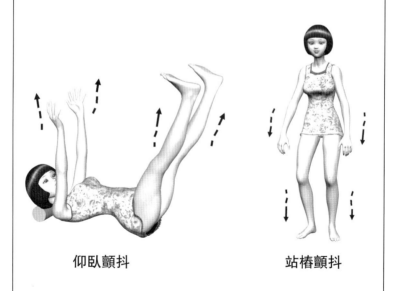

仰臥顫抖　　　　　　　站椿顫抖

10　腰部酸痛──團滾撞牆

　　腰部酸痛是中老年人常見的病症。引起這種病的原因很多，如急性腰扭傷後沒有及時治癒、長期彎腰工作造成了慢性腰肌勞損、腰背部受到風濕、老年人的脊柱骨質增生、缺乏體育鍛鍊的人，腰背肌肉過早萎縮退化、由於外傷所致的脊柱周圍的肌肉和韌帶緊張、過度肥胖等，都可能引起腰酸背痛。

　　若能每日進行經絡鍛鍊，持之以恆，不僅能擺脫腰酸背痛的折磨，而且還可強身健體。

每天 **3** 分鐘

團滾撞牆

1. 屈膝團滾

　　仰臥，全身放鬆，兩眼看天花板，屈膝，屈髖，兩大腿緊貼腹部，兩手十指交叉，抱住膝蓋下的兩小腿，並將兩小腿儘量緊貼腹部，這樣全身便成了像不倒翁一

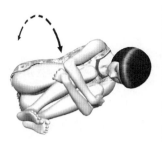

屈膝團滾

樣的圓團狀，便可以開始滾動。如用力向左滾動，以左側耳朵、肩膀、手臂挨著床為止，再回轉身向右側

滾動，以右側耳朵、肩膀、手臂挨著床為止，如此反覆滾動 30～50 次，即感到渾身輕鬆，腰背部的疼痛減輕。

每天早晨起床及晚上睡覺時各滾動 1 次，便可收到較好的效果。

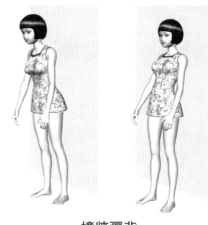

撞牆彈背

2. 撞牆彈背

背朝牆站立，兩腳分開，與肩同寬，身與牆相距 20 公分左右，全身放鬆，身體後仰，突然發力用背部撞擊牆壁，借撞擊的反作用力使身體前傾，如此反覆進行，直到全身發熱為止。

11 背部酸痛──拱背望臍

背部酸痛的人很多，據有關資料統計，全世界大約有 20%的人長期忍受背部酸痛的折磨。背部酸痛主要是由於不正確的姿勢、非正常的用力、長時間的伏案作業等造成背部肌肉的損傷。

每天 *3* 分鐘

拱背望臍

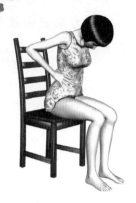

1. 拱背望臍

　　坐在椅子的前端，雙手叉腰，背部稍稍拱起，下腹部用力，頭垂下，眼睛看著肚臍的位置，一次持續 10～15秒，連續做 5 次。

2. 翹臀凹腰

拱背望臍

　　跪在地上，兩膝分開，與臀部同寬。上身俯前，兩手手掌支撐在地面，腰背基本與地面平行，大腿與小腿、大腿與軀幹均成直角。慢慢地將盆骨翹起，腰部向下凹陷，形成一條弧線。頭部保持自然姿勢。

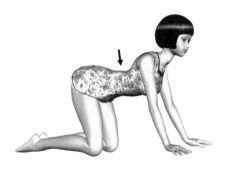

翹臀凹腰

3. 划船運動

　　站立或坐在地板上，上身挺直，並向前傾，塌腰，挺胸，抬頭，雙手前平舉如抓住船槳模樣。雙手同時用力從前向後拉，如划動船槳的動作。連續做50～100 次。

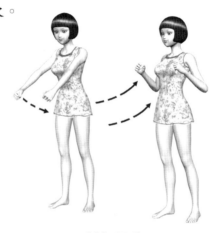

划船運動

12　髖關節痛──畫圈扭轉

　　引起髖關節疼痛的原因很多，外傷、髖關節脫位、退行性病變、炎症、腫瘤、股骨頭壞死症、腰椎疾患及內科、皮膚科疾病等都可以引起髖關節的疼痛。要及時去醫院檢查，以免耽誤治療。

　　由於退行性病變或下背部到臀部及大腿的肌肉過度拉伸引起的髖關節疼痛，適宜經絡鍛鍊，能夠幫助您儘快地消除疼痛。

每天 **3** 分鐘

畫圈扭轉

1. 直腿畫圈

仰臥，雙手置於身體兩側。雙腿伸直，先將左腿抬起，與床面或地面成直角，然後按順時針方向畫圈，連續畫數圈後，換右腿再做，動作相同。

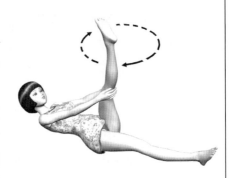

直腿畫圈

2. 壓腿扭轉

仰臥，雙腿伸直，左腿彎屈，然後壓在右腿上，這樣左腳跟正好在右膝蓋上方，左膝蓋朝向右側。右手輕輕地把左

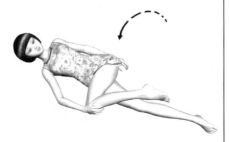

壓腿扭轉

腿壓向床面或地面。肩膀不要抬起。頭轉向左側，這時會感覺到脊椎有種旋轉的感覺，同時髖關節和臀部有舒適放鬆的感覺。保持片刻後換腿再做，反覆多次。

13 滑鼠手——運腕甩手

「滑鼠手」指的是手腕部位麻木、灼痛、腫脹、手部動作不靈活甚至無力等一系列症狀。因為這一系列症狀大多由於長時間操縱滑鼠而引起，因此被稱為「滑鼠手」。

長時間操縱滑鼠或長時間打字，造成手腕關節反覆、過度的活動，導致周圍神經損傷或受壓迫，使神經傳導被阻斷，還使手及相關部位的神經、肌肉因過度疲勞而受損，造成缺血缺氧而出現這一系列症狀。

「滑鼠手」早期症狀比較輕，僅在使用滑鼠時容易抽筋或手掌偶有發麻，此時如主動休息，症狀就會緩解或消失。所以避免長時間操縱滑鼠是預防的關鍵。

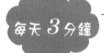

運腕甩手

1. 運腕開掌

用力握拳，按順時針和逆時針方向各轉動手腕20～30下，然後快速張開手掌，再用力捏緊。如此反覆做 20～30 下。

2. 捏腕甩手

站立，拇指與食指和中指相對，對準患側手腕部

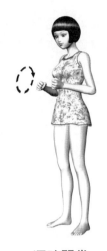

運腕開掌

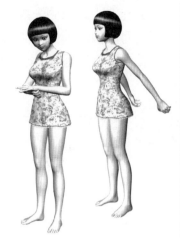

捏腕甩手

位的腫脹、疼痛處，稍用力捏緊，並加以揉動。然後
兩臂自然下垂，雙手放鬆，同時向後甩手 100 下。也
可先一側甩手，再換另一側。

六、 五官科疾病

1 老花眼──凝松流淚

　　老花眼是由於光線沒有投射在視網膜上，而是投射在
視網膜後，與近視恰恰相反。這是因為隨著年齡增長，眼
球水晶體逐漸硬化及增厚，彈性減退，晶狀體調節能力逐
漸減弱的緣故。

由於進入眼球的光線投射在視網膜後，不能投射在視網膜上而成像，因此產生視近物模糊的現象，使讀書、寫字、看報等發生困難。

凝松流淚

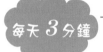

1. 凝松流淚

　　距松樹 1 公尺遠，雙目凝視，片刻後兩眼發酸，眼淚奪眶而下。任眼淚自流，直至無淚可流為止，此時您會覺得眼睛格外的輕鬆、明亮。

2. 盯物流淚

　　如居處附近沒有松樹，可選擇高處任何物體，盯住看 3～5 分鐘，眼睛儘量少眨，然後低下頭，眼睛會發酸而有淚水流出。

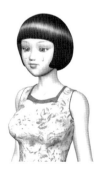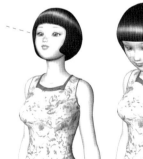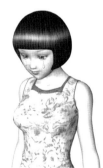

凝松流淚　　　　　　　　　盯物流淚

2 耳鳴耳聾——插耳彈腦

　　耳鳴是指單側或雙側耳內鳴響，按耳鳴的音調不同，常將其分低音調耳鳴和高音調耳鳴。

　　低音調耳鳴為轟轟聲、嗚嗚聲，多為傳導系統病變所致，如外耳道耵聹栓塞、外耳道異物堵塞、急性卡他性中耳炎等。

　　高音調耳鳴為蟬鳴聲、汽笛聲、開水沸騰聲，多為感音系統病變所引起，如梅尼埃病、藥物中毒性耳聾、感染性耳聾、老年性耳聾等。

每天 **3** 分鐘

插耳彈腦

1. 指插耳道

　　用中指或食指尖插入外耳道口，輕輕搖動數次後，使外耳道的空氣排出，塞緊手指後突然拔出，重複 3～5 次。再用兩手中指，分別反覆按壓兩耳耳屏，將耳屏掩住外耳道口，一壓一放，重複

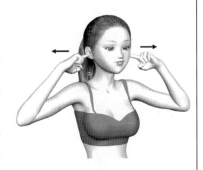

指插耳道

數十次。或用兩手大魚際處稍用力按壓外耳道口，再突然移開，反覆多次。

2. 搓掌彈腦

雙手手掌相互搓熱，將掌心緊貼雙耳，兩手食指、中指、無名指、小指對稱橫按在後腦部，兩中指尖相觸，將兩

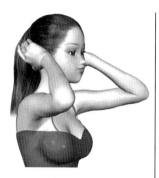

搓掌彈腦

食指翹起疊在中指上面，然後食指用力從中指上滑下，重重地彈擊在後腦勺上（相當於玉枕穴處），此時耳內可聽到「咚—咚—」的聲音，如擊鼓之聲。先用左手食指彈擊 24 下，再用右手食指彈擊 24 下，最後雙手食指同時彈擊 48 下。此法為古代養生法「鳴天鼓」。

3 牙齒保健——齒叩舌舔

牙齒保健最重要的是能確保口福，牙齒是磨礪食物的工具，牙堅齒健，什麼美食都能夠享用，然而牙齒要是「力不從心」的話，再想吃的東西，也只能「望食興歎」了。

牙齒還是重要的美容指標之一，牙齒整齊、潔白，開口說話、張口大笑時讓人賞心悅目，平添無窮魅力。女性尤其應注重牙齒的健康，因為牙齒是笑容的門戶，牙齒健康，笑容才能時刻自信。

然而，據調查，我國中老年人牙周炎發病率達 60% 以上。老年人也需要牙齒保健。即使已經出現了問題，「亡羊補牢」為時未晚！

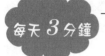

齒叩舌舔

1. 上下叩齒

上、下牙齒輕叩 40～50 下。

　　叩齒時用力要均勻、適當，上、下所有的牙齒都要接觸，舌體適當縮入以防止叩齒時咬到舌頭。

　　經常叩齒可加速牙周和牙齒的血液循環，改善局部營養及氧的供應，使牙齒堅固、不易鬆動和脫落。

2. 下頜運動

　　先張口、閉口、前伸和側向運動各 18 次。做下頜運動時，速度應慢，這樣可以強壯顳下頜關節的活動能力，促進頜骨的血液循環。

3. 舌舔牙齦

　　伸舌至牙列外側，緊貼牙齦，上、下、左、右各運動 20～30 次，然後放舌於牙列內側，繼續用舌尖緊舔內側牙齦，左、右轉動，先上後下，各轉 20～30 次。

　　因舌在口腔內上下翻轉，故有「攪海」之稱。

4. 鼓漱咽津

嘴唇緊閉，兩腮鼓起、放鬆，如漱口樣，反覆幾十次，鼓漱時口內唾液漸漸增多。等唾液滿口時，分幾次慢慢咽下。

鼓漱能清潔口腔，鍛鍊肌肉，使兩腮飽滿，鼓漱時產生的大量唾液有養生的功效。初起可能津液不多，久之自然增加。

七、女性疾病

1 痛經——翹臀摩腹

痛經是指每當月經來潮或月經來潮前後，發生小腹痙攣性疼痛或下墜脹痛。疼痛發作時小腹墜脹或痙攣性疼痛，有的放射到腰骶部、肛門及外陰部，可同時伴有噁心、嘔吐、頭暈、頭痛、失眠、便秘、臉色蒼白、出冷汗等一系列症狀，嚴重影響正常的學習、工作和生活。

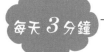 每天 *3* 分鐘

翹臀摩腹

1. 頭低臀高

俯臥，屈膝，跪在床上，胸部儘量貼近床面，兩

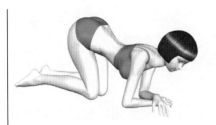

頭低臀高

腹部按摩

手肘部支撐，臀部拱起，輕輕向前移動。這種頭低臀高的體位，西醫稱之為「膝胸臥位」。

2. 腹部按摩

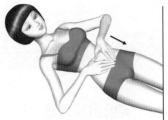

仰臥，把雙手平放於上腹部，拇指在腹中線相交，其餘四指放於兩側，由上向下徐徐推至恥骨，然後手掌根部抬起，手指觸皮膚，沿原路退回上腹部，先慢後快，反覆進行 15～20 次後，再從臍部開始，沿腹正中線推至恥骨，反覆進行 20～30 次。

3. 腰骶捶摩

腰骶捶摩

站立，兩腳分開，與肩同寬，兩手握空拳，交替捶打腰骶部 40～50 下，然後將空拳拳眼緊貼腰骶部，由上向下推摩，先慢後快，反覆進行。待腰骶部出現灼熱感後，再用空拳交替捶打腰骶部 40～50 下。如此反覆進行。

2 經前頭痛——招按關衝

經前出現頭痛，通常只是經前期緊張綜合症的症狀之一。經前期緊張綜合症的常見表現除了出現頭痛之外，還有乳房脹痛、手足或面部浮腫、注意力不集中、精神緊張、情緒不穩，重者有腹脹、噁心或嘔吐等症狀。

上述這些症狀早的可以在經前 2 週就已經出現，晚一些的在經前 5～7 天開始出現，在月經來潮前 2～3 天疼痛加重。月經來潮後疼痛會稍微緩解或明顯減輕。

引起上述症狀的原因，通常是因神經與內分泌功能失調所致。

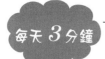

招 按 關 衝

用拇指指端或指甲招按位於無名指外側的關衝穴2～3 分鐘。

關衝的作用僅從其穴名就一目了然。「關衝」之「關」，關卡也；「衝」，衝射之狀也。是指三焦經體內經脈的溫熱水氣由此外衝體表經脈，而陰性水液則被關卡於內，不能外出體表。所以關衝穴最顯著的作用就是散熱、生氣。熱散則頭痛自癒，氣生則虛損得補，妙耶！

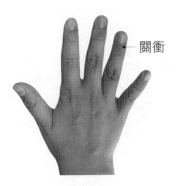

關衝

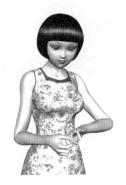

關衝穴　　　　　　　掐按關衝

　　從月經來潮前 2 週開始，每天掐按關衝穴。在頭痛即將出現前，可每天早、晚各掐按 1 次，效果倍增。

3 閉經——揉腹叩骶

　　月經停止至少 6 個月可診斷為閉經。閉經分為原發性閉經和繼發性閉經。

　　凡女性年逾 18 週歲，月經尚未來潮者，為原發性閉經。多為先天發育異常，約占閉經總數的 5%。

　　凡已有過正常月經，但連續 3 個月以上未來潮者，為繼發性閉經。發病原因複雜，大多為生殖系統的器質性病變和炎症，中醫則認為大多為氣血不足、脾腎虧虛、寒凝氣滯、濕阻、血瘀等，約占 95%。

　　揉腹以及推擦叩打腰骶部，有促進任脈通暢、活血調經的作用。

每天 **3** 分鐘

揉腹叩骶

1. 按揉腹部

　　仰臥，暴露腹部，膝關節微屈，一手掌心緊貼丹田部位，另一手掌疊加在其手背上，按順時針、逆時針方向緩慢而有力度地按摩整個下腹部各 5～

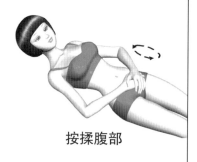

按揉腹部

10 遍。再用拇指指腹或指端用力按揉關元、氣海、天樞、中脘諸穴各 1 分鐘。

2. 推擦腰骶

　　站立，雙手手掌貼於腰骶部，雙手同時向下用力摩擦約 10 分鐘，或直至腰骶部深處感覺發熱為止。也可雙手握空拳，推擦腰骶。

3. 指叩骶骨

　　右手各手指分開並微屈，使食指、中指、無名指、小指指尖並齊，從腕

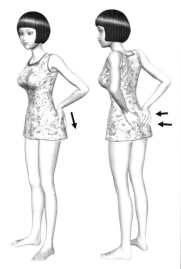

推擦腰骶　　指叩骶骨

部發力，用力叩擊骶骨處，共1～2分鐘。叩擊到骶骨後孔處適當加大力度。

4　乳腺增生──捏揉腫塊

乳腺增生表現為單側或雙側乳房出現大小、數量不等的腫塊，質韌實或囊性感，境界不清，活動度好，好發於乳房的外上方。主要症狀是患側乳房脹痛、刺痛或隱痛不適，可向腋窩、胸脅、肩背、上肢放射。

每天 **3** 分鐘

捏揉腫塊

1. 捏揉腫塊
捏揉局部腫塊、結節，宜先輕後重，以微痛而舒適為度。

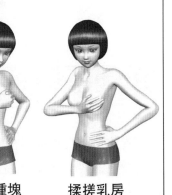

2. 揉搓乳房
揉搓整個乳房，片刻後再用手掌揉按前胸脅間區，反覆幾遍。

捏揉腫塊　　　揉搓乳房

3. 點按穴位

交替點按乳根穴（位於胸部，當乳頭直下，乳房根部）、膻中穴（位於胸部，兩乳頭連線的中點）、天宗穴（位於肩胛部，當岡下窩中央凹陷處，與第四胸椎相平）、肩井穴（位於肩上，前直乳中，當大椎與肩峰端連線的中點上）、肺俞穴（位於背部，當第三胸椎棘突下，旁開 2 橫指處）。

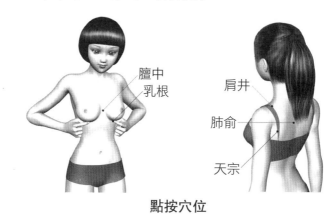

膻中
乳根

肩井

肺俞

天宗

點按穴位

5 慢性盆腔炎──旋揉小腹

慢性盆腔炎包括慢性附件炎和慢性盆腔結締組織炎。

慢性盆腔炎主要表現為下腹墜脹疼痛，腰骶疼痛，有時伴有肛門墜脹不適，常在勞累、性交後，排便時及月經前後加重。另外，還可能伴有尿頻、白帶增多、月經異常、痛經及不孕等症狀。

慢性盆腔炎多因急性炎症未能徹底治癒發展而成。由於組織充血、水腫,繼而又出現纖維組織增生、變硬。其炎症也可能呈扇形向外擴散直達盆壁,子宮因此常被固定。這種慢性炎症病情較頑固,不易根治。

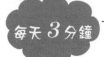

旋揉小腹

1. 旋揉小腹

兩手掌置於小腹部,向兩側同時旋轉按摩至腹股溝處,再旋轉按摩至小腹部,反覆 20～30 次。再按揉大腿內側 20～30 次。

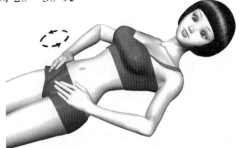

旋揉小腹

2. 按揉穴位

按揉關元穴(位於下腹部,前正中線上,當臍眼下 4 橫指)、氣海穴(位於下腹部,前正中線上,當臍眼下 2 橫指)、石門穴(位於下腹部,前正中線上,當臍眼下 3 橫指)諸穴,以腹部有溫熱感為度。

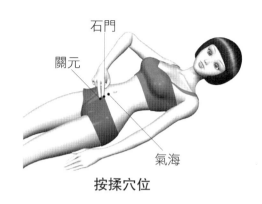

石門

關元

氣海

按揉穴位

旋揉小腹和按揉穴位可交替進行。

6 子宮脫垂——按腹抬臀

　　子宮從正常位置沿陰道下降，稱子宮脫垂。醫生一般按脫垂的程度分為三度：子宮頸達處女膜或稍上方為 I 度，子宮頸已脫出陰道外為 II 度，子宮體脫出陰道外為 III 度。

　　據統計，子宮脫垂絕大多數發生在已婚、已產的女性，年齡以 40～60 歲最多，但也偶見未婚者有發生子宮脫垂的。

　　子宮脫垂中醫又稱「陰挺」、「陰脫」、「頹疝」。主要症狀為下腹墜脹、腰酸無力，有的會發生噁心、嘔吐、神疲、嗜睡；有的嘔吐頻繁、胃脘灼痛；有的胸脇脹痛、噯氣歎息等。

　　產後 40 天內就開始勞動引起子宮脫垂的概率較高，約占子宮脫垂總數的 81.04%。因此產後應避免過早勞動。

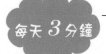
每天 **3** 分鐘

按腹抬臀

1. 掌根按腹

手掌根部置於小腹部，先將拇指與其餘四指相對，拿捏小腹部肌肉 20～30 次。再稍用力下按，自恥骨聯合處開始向上推按直至肚臍，反覆 10 餘次。再將手掌根部置於小腹部，稍向下按，然後向上邊推邊摩小腹部 3 分鐘。

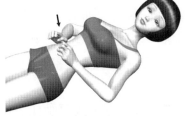

掌根按腹

2. 縮肛抬臀

俯臥，上肢平放頭前，收縮腹肌和肛門括約肌，使肛門向上提起，收縮數秒後放鬆，反覆做多次。然後屈膝、躬身，臀部上抬後再下降，重複多次，最後保持抬臀姿勢片刻。

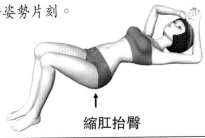

縮肛抬臀

7 產後缺乳──抓振拉按

　　產後缺乳的原因很多，有精神因素、環境污染、疾病困擾、使用乳罩不當（如乳罩過小，限制了乳腺發育；乳罩品質不好，纖維堵塞乳腺管）等，但主要的還是平時過於追求苗條，導致食量過少，產後突然給予大量的高蛋白、高脂肪的食物，脾胃無法消化吸收，所以乳汁的來源供應不足，缺乳也就在情理之中了。

　　吸吮是新生兒的本能，而且這種吸吮反射在出生後10～30分鐘內最強。因此專家建議，新生兒斷臍後，應當在30分鐘內裸體放在媽咪胸前，媽咪要協助新生兒儘快地找到並吸吮乳頭。

　　對乳房進行抓、振、拉、按等動作，也有助於乳汁分泌。

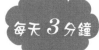

每天 *3* 分鐘

抓 振 拉 按

1. 抓揉乳房
五指自然張開，輕輕抓揉乳房多次。

2. 托振乳房
雙手手掌托住兩側乳房，輕輕地上下振動多次。

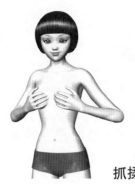

抓揉乳房

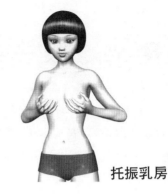

托振乳房

3. 牽拉乳頭

一手托住乳房，另一手拇指、中指、食指捏住乳頭，向上牽拉 20～30 下，每天數次。此動作不僅有利於寶寶吸吮，還能夠增加乳汁的分泌。

4. 按揉乳根

先將乳頭置於虎口之間，緩慢而有力度地按揉整個乳房，再用中指指腹或指端按揉乳根穴（位於乳房根部，直對乳頭處）1 分鐘。

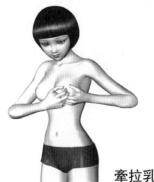

牽拉乳頭

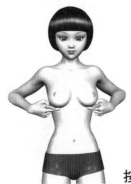

按揉乳根

8 月經不調——團摩揉擦

月經不調是指月經週期不準，提前、錯後或不定期，月經量過多、過少、色澤紫黑或淡紅、經血濃稠或稀薄等。症狀為經前或經後出現頭痛、頭暈、心悸少寐、神疲乏力等。

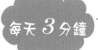

每天 **3** 分鐘 團摩揉擦

方法一　團摩揉擦

1. 團摩臍周

左手掌疊放在右手背上，將右手掌心放在肚臍下，適當用力，按順時針、逆時針方向繞臍周團摩，至腹部發熱為度。

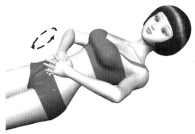

團摩臍周

2. 掌揉血海

將雙手掌心放在同側血海穴上，適當用力揉按多次。雙下肢交替進行。

3. 搓擦腰骶

將雙手掌分別放在腰骶部兩側，自上而下用力搓擦腰骶部 0.5～1 分鐘，以腰部發熱為佳。

月經量多者行經期間宜停止按摩。

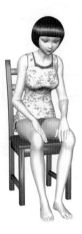
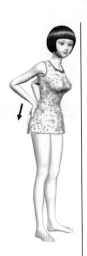

掌揉血海　　　搓擦腰骶

方法二　足底按摩

按摩足底反射區：選取腦垂體、卵巢、子宮、陰道、下腹部，每個反射區按摩 60 下。

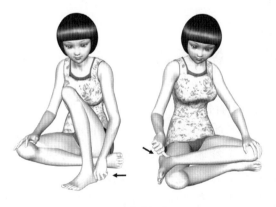

足底按摩

八、男性疾病

1 遺精——站樁擦腰

不因性交也不因手淫而精液自行泄出稱為「遺精」。

據調查資料統計，遺精很少發生於 12 歲以下的男孩，到 14 歲男孩遺精的發生率約為 25%，城市和家庭經濟狀況較優越的男性少年發生率高。16 歲約為 55%，18 歲為 70%，20 歲為 75%～80%。到 45 歲至少有 90%的男子在某一境遇下發生過遺精。

有人做過調查，遺精的發生與受教育的程度成正比。國中程度中遺精的發生率為 8%，而大學程度中卻高達 30%～46%。

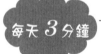

每天 *3* 分鐘

站樁擦腰

1. 半蹲站樁

挺胸，塌腰，屈膝半蹲，頭部挺直，眼視前方，兩臂前平舉（好像兩手握重物，盡力前伸），兩膝在保持姿勢不變的情況下，盡力往內夾，使腿部、下腹部及臀部保持高度緊張，持續 30 秒後復原。反覆 3～4 次。

2. 推擦腰骶

取手掌相對摩擦發熱後，在腰部至骶尾骨上下推擦 100 下或推擦至發紅、發熱為度。

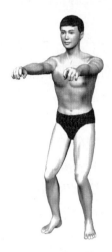

半蹲站樁

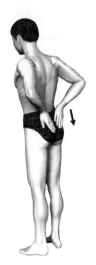

推擦腰

2 早洩——圍套陰莖

早洩是指陰莖能夠勃起，但未進入陰道或剛進入陰道就射精，或交合時間不超過 1 分鐘者。也有人認為，陰莖進入陰道後，在運動狀態下不足 1 分鐘便射精，或陰莖在陰道內抽動不足 15 次便射精，都可稱為早洩。

性交時採取女上位（或稱為「女騎手式」或側位等），使男方興奮性較低，可延緩射精。

平時冷、熱水坐浴及用冷水敷睪丸可以改善抑制射精的能力，有一定的效果。

馬斯特斯和詹森在 1970 年介紹的「擠捏技巧」，據報導，一般實施 2 週左右見效，繼續 3～6 個月以鞏固療效，失敗率僅 3%～5%。

「擠捏技巧」又稱「耐受性訓練」，由男、女雙方配合完成。女方坐在男方兩腿之間，面向男方頭部，用右手對陰莖持續刺激，直至男方感到射精迫近時，女方迅速將拇指放在陰莖的系帶部位，食指與中指放在陰莖另一面，恰好分別位於冠狀緣的上、下方。擠捏壓迫 4 秒鐘，然後突然放鬆。堅持鍛鍊 15～30 次，可以提高男子射精的刺激閾，緩解射精的緊迫感，同時加強了抑制射精的能力。擠捏力量應與勃起程度成正比，勃起越硬，所用壓力越大。

經過幾天擠捏後，男方自信心逐漸增加，可採用女上位性交法，但仍需使用擠捏術 3～6 次。在陰莖插入陰道前即應擠捏，進入陰道後靜置不動，雙方都把注意力集中到身體感覺上。男方此時絕不要主動摩擦。靜置片刻後，女方把陰莖抽出再次擠捏，再插入，此時開始做緩慢摩擦。如男方感到快要射精時，給女方提示，女方再做擠捏。如陰道內靜置能持續 4～5 分鐘，則可以加快摩擦，並讓其射精。當射精能較好地控制時，可改用陰莖根部的擠捏術，這樣就可以避免為進行擠捏而中斷性交。一般需要用擠捏術 3～6 個月才能使療效持久。如能堅持訓練，早洩的治癒率可達 95%～97%。

據研究，由女方撫摸刺激最有效，如果由男方自己來做，效果相差很多。

每天 *3* 分鐘

圍套陰莖

用適量凡士林塗於陰莖頭及冠狀溝周圍，五指圍成圓筒，套住陰莖，上、下、左、右摩擦陰莖頭及冠狀溝。開始第一次摩擦 100 下，以後每次摩擦 150～200 下，鬆緊度及摩擦頻率由自己掌控，以每次不射精為原則。

3 陽痿──夫妻相助

性交時陰莖不能勃起，或雖能勃起，但硬度不夠，無法進入陰道，或插入陰道後還未射精就疲軟下來，以致不能完成性交的，稱為「陽痿」。目前國際醫學界把陽痿稱為「勃起障礙」，縮寫為「ED」。

陽痿的原因主要可分為器質性和心理性兩大類。根據臨床調查，心理因素是陽痿最常見、最主要的原因，大約85％的陽痿患者是由於心理因素引起的。此類患者除了精神上進行有效的調節之外，夫妻相助能有效地解除患者的心理障礙，有助於重振往日雄風。

每天 **3**分鐘 夫妻相助

夫妻相助法有兩種選擇,一種是丈夫仰臥,妻子騎馬式;另一種是妻子仰臥,丈夫站立式。

1. 妻子騎馬式

丈夫仰臥,妻子如騎馬樣跨坐於丈夫大腿上,重心略向前傾,將丈夫的陰莖納入陰道。妻子慢慢擺動臀部,待丈夫的陰莖隨之慢慢勃起時,擺動的幅度隨之加大,直至射精前停止。

疲軟的陰莖受到陰道內溫暖、滑潤的持續刺激,會逐漸勃起,硬度也會不斷地增加。當陰莖脫出陰道,重新將它放在陰道口時,陰莖能夠頂入,就已經初見成效。隨著不斷地鍛鍊,陰莖的硬度不斷地增加,勃起的時間不斷地縮短。待到陰莖自然勃起,能夠隨心所欲地插入陰道,並能夠在陰道內抽插足夠的時間,即可宣告治癒。

值得注意的是,每次鍛鍊以陰莖勃起充分但不射精為原則。切忌勃起不充分而泄精,這樣會大大影響效果。

2. 丈夫站立式

妻子仰臥於床沿,雙腳抬起,叉開,裸露陰部。丈夫站立,一手捏住陰莖的根部,一手撥開陰唇,將陰莖對準陰道口,雙手擠壓鬆軟的陰莖,強行將陰莖

擠入陰道，慢慢鬆開雙手後立即用腹部貼住，不讓陰莖滑出。同時盡情地撫摩妻子的乳房及臀、腿部位等性敏感區。視覺、觸覺上的感受加上陰莖受到陰道內溫熱滑潤的刺激，陰莖會逐步勃起。當陰莖達到一定的硬度時，就可以慢慢拔出陰道，再慢慢頂入。只要能成功地完成一次「衝刺」，患者的信心就會大增，心理負擔蕩然無存，自然而然就能重振雄風了。

4 陽強——力招至陰

陽強又稱為「強中」、「陽強不倒」、「莖強不痿」、「陰縱不收」，也有文獻記載稱之為「陰挺」、「莖縱」。現代醫學稱為「陰莖異常勃起」。

本症是指在沒有現實的性對象、又不在進行手淫的情況下，陰莖持續勃起時間達到 20 分鐘以上，同時伴有陰莖及下腹部脹痛、不適等。

也有在性交之後，陰莖仍然勃起而不痿軟，陰莖有疼痛和脹痛感，嚴重者甚至不能坐，並有一種達不到性高潮的不滿足的感覺。

現代醫學根據血液動力學的改變，將本症分為高流量型和血液瘀滯型兩種類型。

（1）高流量型：動脈灌注正常，甚至增加。其表現是陰莖疼痛較輕、較軟，呈青灰色，預後較好。即使異常勃起超過半年，仍可能完全恢復。

（2）血液瘀滯型：陰莖硬如木頭，無彈性，疼痛劇烈，不及時治療，預後差。

每天 *3* 分鐘

力掐至陰

用拇指指端用力掐至陰穴（位於足小趾末節外側，距趾甲根角 0.1 寸處）1 分鐘。

用力掐至陰穴 1 分鐘後如未能奏效，用拇指指端用力按壓然谷穴（位於足內側緣，內踝前下方，當舟骨結節下方的凹陷處）1 分鐘。

用力較重，見效較快，按至陰莖痿軟為止。

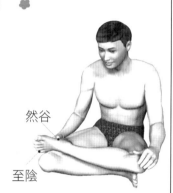

然谷

至陰

至陰、然谷穴

5 不射精症——搓陰點穴

不射精症是指在正常性交的情況下，沒有精液排出，更無射精的快感。但手淫時也可射精，平時常伴有遺精現象。多由於精神因素或由於缺乏性知識及性行為不當所造成的。

每天 *3* 分鐘

搓陰點穴

1. 搓揉陰部

雙手搓熱，一手托起陰囊和睪丸，另一手放在恥骨聯合前陰毛處，一手往上，一手往下，一起搓擠陰莖、陰囊和睪丸 100 下；然後兩手互換位置，如上法搓擠 100 下。再搓熱雙手，放在陰莖與陰囊兩側，用力夾住陰莖和陰囊、睪丸後，雙手來回搓揉睪丸、陰莖 100 下。再用左、右手掌夾持陰莖、陰囊和睪丸向上、向下牽拉各 100 次。最後用同側手掌搓揉同側陰囊及睪丸各 100 下。

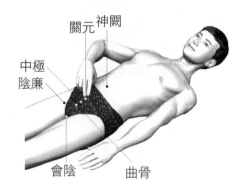

關元　神闕

中極
陰廉

會陰　　　曲骨

點揉穴位

2. 點揉穴位

①點揉曲骨（腹部正中線上，臍下 5 寸）、中極（腹部前正中線上，當恥骨上緣上 1 寸處）、神闕

（肚臍）、關元（臍下 4 橫指）、會陰、陰廉（大腿根部）諸穴，順時針方向按摩各穴 36 下。

②用食指、中指、無名指指端分別插入兩足的第 1、第 2 趾縫，第 2、第 3 趾縫，第 4、第 5 趾縫間（即分別為行間、內庭、俠谿穴），在趾間凹陷處點掐 10 餘次，並做適當搓動。此時會產生奇癢與畏痛感。

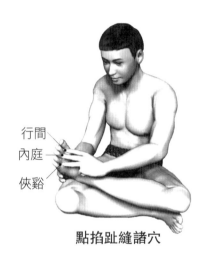

行間
內庭
俠谿

點掐趾縫諸穴

第三章 | *每天 3 分鐘美體保健*

1 豐胸美乳——摩乳碰肘

豐滿健美的乳房顯現出女性特有的風韻，因此，圓潤、堅挺的乳房是每一位女性所夢寐以求的。

乳房的大小可由胸圍÷身高的公式計算得出，如得到的結果介於 0.5～0.53 之間，為正常。得到的結果如小於 0.49，為偏小。得到的結果如介於 0.54～0.55 之間，為偏大。得到的結果如大於 0.55，則屬於「波霸」一族了。

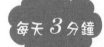

摩乳碰肘

1. 摩拍乳胸

一手放於頭後，另一手由內向外圍繞胸部做按摩，覺得肌膚微熱後，換手再做另一側。再用雙手交

替著由下往上對胸部的下側、外下側輕輕拍打。拍打需拍出聲響，並連續拍打到皮膚微紅為止。然後換另一側拍打，動作要求相同。

2. 碰肘開肩

站立，雙手在臉部前方合掌，使兩手肘成一直線，用力互

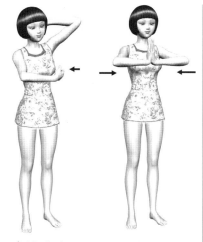

摩拍乳胸　　　碰肘開肩

相推擠。在推擠時，兩側的胸大肌用力。反覆做 1～2 分鐘。能強化胸大肌的力量，增加胸大肌的厚度，從而達到豐胸美乳的效果，因此兩手肘部互相推擠時一定要十分用力，必須感受到胸大肌的緊繃，效果才會明顯。

2 塑造乳溝——仰臥飛鳥

女性傲人曲線的聚焦點是乳房，而乳房最具風情的是那一道深深的乳溝。

有些女性熱衷於借助「塑身內衣」擠出乳溝。殊不知，長期擠出乳溝的結果是減少或阻止乳房內淋巴液回

流，局部氣血不暢，導致乳腺增生。此外，擠乳溝使得乳房中的纖維束和乳腺導管長期受壓，會影響產後乳汁的分泌和排出，直接影響嬰兒的哺乳。

　　只有豐滿的乳房才能夠出現深深的乳溝，也只有這樣的乳溝才能夠自然而持久。

　　不要相信內衣能給您完美的乳溝，實實在在的鍛鍊才能實現您的理想。每天做仰臥飛鳥吧，不要間斷！

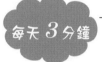

每天 **3** 分鐘

仰 臥 飛 鳥

　　仰臥在長凳上，小腿自然下垂，腳掌觸地。兩手各拿一個啞鈴，向身體兩側伸直手臂，慢慢向上舉起啞鈴，兩臂在頂部中央相會，將啞鈴碰到一起。然後緩緩沿原路線使手臂回到開始的位置。兩手臂一開一

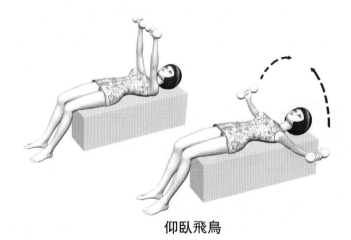

仰臥飛鳥

合,猶如飛鳥展翅。

在運動過程中肘關節可以保持一定的彎曲,但是在手臂抬起和放下的過程中您的背部必須保持挺直。

啞鈴重量由個人選擇,一般 2~4 公斤即可,上舉啞鈴的次數也可由個人決定,不過一定要「盡力」才行。一般要做到 50 下以上。

3縮腹──抱椅蹬車

腹為人體之中樞,腹部平坦而結實,女性會給人以亭亭玉立的印象,男性則透露出青春的活力。誰願意讓贅肉堆積在腹部,讓健美的身材蒙上陰影呢?

大腹便便,終究不便,更何況醫學專家諄諄告誡我們:腹部的大小和壽命的長短成反比!

看來,縮小腹部是年輕人健美身材的關鍵,也是中老年人保持健康長壽的客觀指標。行動吧,抱椅蹬車的動作隨時可做,就看您有沒有決心了。

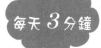 每天 *3* 分鐘　　 抱椅蹬車

1. 抱椅蹬車

坐在靠背椅的邊上,雙手反抱椅背,感覺人體好

像要從椅子上滑下來似的，放鬆地弓背、塌腰，使腰部儘量地貼上椅面。雙膝屈曲、上抬，雙腳輪流做蹬自行車的動作100下。

也可雙腿同時向上彎屈，再同時向下伸展，注意腰部不能上頂，應儘量使腹部與胃部收縮，然後再儘量接近，以達到腹部亦緊亦舒，每次堅持 40～50 下。

2. 原地蹲蹦

蹲蹦又叫「蛙跳」，顧名思義就是蹲下來蹦跳，像青蛙一樣，是體育運動員的一種常用訓練方法。也是少林寺武僧每天必做的功課。

目前，蹲蹦已編入中國老年健身的傳統項目中，而且蹦法還有創新。晴天可以到戶外，雨天則在室內。場地大可以「行進蹲蹦」，即根據場地大小，邊蹲蹦邊行進，場地小則可原地蹲蹦。也可原地順時針、逆時針地轉圈蹲蹦。

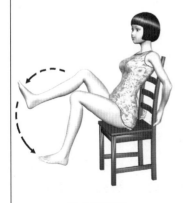

抱椅蹬車

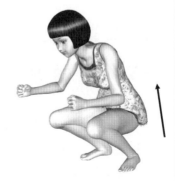

原地蹲蹦

蹲蹦次數應循序漸進,逐漸增加到 50～60 下或上百下。

剛開始鍛鍊時,如果腹部鼓起,不能全蹲,可先半蹲;不能保持平穩,可扶牆或扶桌。鍛鍊一段時間後,會逐漸好轉。

4 緊臀──跪地提臀

擁有一個渾圓微翹的臀部,是許多愛美女性的夢想,可以說,幾乎沒有一個女性滿意自己的臀部。即使是男性,又有誰願意自己的臀部鬆鬆垮垮的呢?

為了不讓臀部橫向發展,趕快行動,讓臀部恢復原有優美的曲線。

跪地提臀能有效地鍛鍊臀大肌,使肌肉發達,同時也消耗臀部多餘的脂肪,使臀部緊密結實。

每天**3**分鐘

跪 地 提 臀

跪坐,臀部坐在雙腳跟上,兩手手掌輕輕放在大腿上。先吸氣,上身和大腿直立成跪姿,同時繃緊臀部肌肉,持續 5 秒後呼氣,反覆做 10 餘遍後回到跪坐姿勢。然後身體往前呈匍匐狀,兩手撐地,前臂與上

身成直角。保持背部水平、收縮小腹，腰部挺直，不要塌陷。先將左腳往上抬，大、小腿維持直角。當感覺臀部與大腿的肌肉夾緊之後，腳掌繼而往上抬 5 公分後放下，再往上抬，再放下。反覆做 10～15 下後。換右腳進行，動作相同。雙腳輪換，分別做 50～60 下。

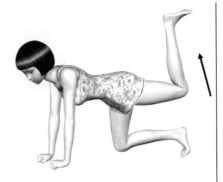

跪地提臀

5 修長雙腿——花樣跳繩

　　修長、圓潤的雙腿，透出女性無法抵擋的魅力。有哪一位女性不希望自己有一雙這樣的美腿呢？

　　健美的雙腿從上向下逐漸變細，膝關節部位挺直，柔韌性好，大腿部肌肉堅實有彈性而不粗壯，小腿部均勻、修長。鍛鍊能恢復腿部的線條和關節的柔韌性。只要堅持鍛鍊，腿形必將改變。

　　跳繩是全身運動，能夠調動全身所有的經絡，充分發揮經絡的補益氣血、平衡內臟的作用。跳繩能增強腿部的力量，使大腿、小腿和臀部肌肉更結實，線條更優美，並對身體的靈敏性、身體姿態、平衡能力、協調性和柔韌性

都有促進作用。科學研究更進一步證實了，跳繩是很有效的燃燒脂肪的鍛鍊方法，跳繩甚至比慢跑更有優勢，因為跳繩時心律維持在與慢跑大致相同的水準，但是卻可以避免因跑步而產生的膝、踝關節疼痛。

每天 *3* 分鐘

花樣跳繩

花樣跳繩基本上可以分為同步雙腳跳和單腳輪換跳躍。

1. 同步雙腳跳

（1）彈簧跳：雙腿併攏，前腳掌站立。甩動一次跳躍一次。

（2）雙跳：甩動一下連跳兩下，每次甩繩的週期比彈簧跳稍長一些。這一動作節奏感明顯，比上一組動作相對輕鬆，可以讓你在緊張的彈簧跳後得以調整一下自己的呼吸。

（3）滑雪跳：模仿滑雪者繞過障礙物時的動作，雙腿併攏，跳躍時先向左邊

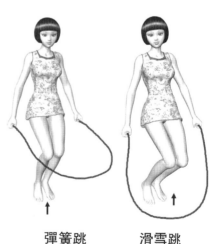

彈簧跳　　　滑雪跳

或右邊跳 30～40 公分的距離，下一跳時再向相反方向
跳相等的距離。如此循環往復。

（4）鈴跳：由彈簧跳演化出來的一種跳法。雙腿
併攏，在第一個週期裏擺繩先向前跳出一步，在第二
個週期裏再向後跳回一步，如此循環往復。

（5）橫向分腿跨跳：由彈簧跳動作開始，然後雙
腿在空中橫向分開落回地面，在下一次擺繩週期中，
雙腿跳起後在空中併攏落回地面。如此循環往復。

2. 單腿輪換跳躍

（1）漫步跳：每個擺繩週期中用一隻腳有節奏地
蹬地跳躍，輪流進行。抬起的一條腿膝關節上提，小
腿放鬆，如同在跑道上漫步一般。

（2）高抬腿：動作要領與漫步跳基本相同，最主
要的區別在於膝關節要抬高到與腰部相同的高度，同

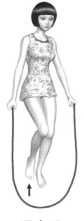

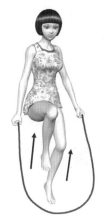

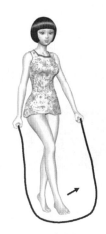

漫步跳　　　　　高抬腿　　　　　拳擊步

時軀幹保持正直。

這一動作對於提高腿部肌肉和腰肌力量有很大好處。

（3）拳擊步：重心前、後移動，兩腿輪流小幅度前踢使腳抬離地面，在一個擺繩週期中每條腿單腳跳躍 1～2 下。

這個動作幅度雖小，難度卻較高，堅持鍛鍊，不久你就可以擁有拳擊運動員那種穿花繞蝶般的步伐了。

6 堅實大腿——深蹲跳躍

修長的雙腿對任何人來說都是充滿魅力的。大腿肌是人體內最大、最強健的肌肉，從比例上看幾乎占身體的 1/2。

深蹲跳躍是非常簡單易行並且效果顯著的，要點就是動作要緩慢而有力度，儘量調動腿部的全部肌肉，每週 3 次，一個月之內你會看到腿部線條的明顯改善。

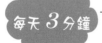

跳躍深蹲

1. 負重深蹲

兩腳分開站立，距離略寬於雙肩，足尖向前。根

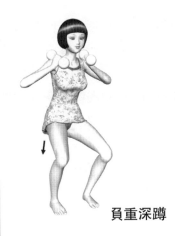

負重深蹲

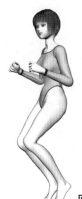

原地跳躍

據自身情況選擇 1～4 公斤啞鈴，手握置於雙肩，保持腰部挺直，腹部收緊，目視前方。緩慢下蹲，直到大腿與地面幾乎平行（膝部可向前彎屈但不能越過足尖），保持這個姿勢 2 秒鐘，之後恢復到站立姿勢。每組 10～12 次，做 2 組即可。

2. 原地跳躍

原地上下跳躍，共跳 15～20 下。跳動時，上肢可隨之上下擺動，上至頭高，下至小腹，手指併攏。

7 減肥——隱形鍛鍊

為什麼要減肥？是太胖了形象不佳嗎？是！相當多的人減肥是為了追求瀟灑。其實真正可怕的是肥胖會引起許

多的疾病。高血壓、心臟病、糖尿病、腎臟病、婦科病、皮膚病，性生活的品質下降，就連患癌症的機會都會增加，據統計，肥胖者患膽囊癌的機會為正常人的 3.8 倍。

如果是女性肥胖者，患子宮內膜癌的機會為正常人的 5.4 倍，患子宮頸癌的機會為正常人的 2.4 倍，患乳腺癌的機會為正常人的 1.5 倍。此外還會影響懷孕。

減肥的方法很多，在這裏只介紹隱形鍛鍊。

隱形鍛鍊就是「悄悄地」鍛鍊，鍛鍊時不露聲色，別人毫無所知。因此任何時候，無論是正在上班、外出途中，還是看電視、上網玩遊戲、與朋友聊天，都能隨時進行。鍛鍊時各部位肌肉收縮，但是各關節並不直接參與動作，因此鍛鍊時並不需要場地，也並不需要離開工作崗位，就可悄悄地進行。即使有人和您並排坐在一起，也不會露出半點「蛛絲馬跡」。

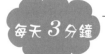

隱形鍛鍊

1. 繃緊雙腿

坐在凳子上，兩腿分開，抬起腳尖，同時用力縮踝部、小腿和大腿的肌肉，1 分鐘內重複做 30~40 次。

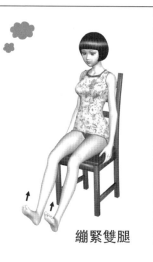

繃緊雙腿

2. 壓膝提踵

用力抬起腳跟，為了增強效果，最好將雙手壓在膝蓋上，以增加一定的反作用力，1 分鐘內重複做 30~40 次。

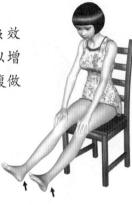

3. 縮放臀肌

交替收縮和放鬆臀肌，1 分鐘內重複做 30~40 下。

壓膝提踵

4. 吸氣收腹

吸氣收腹，並持續幾秒鐘，1 分鐘內重複做 15~20 下。

5. 挺胸開肩

緩慢地用力挺胸，使雙肩向後張開，肩胛骨儘量收攏，1 分鐘內重複做 25~30 下。

6. 用力握拳

用力握拳，使整個手臂肌肉都使上勁，1 分鐘內重複做 30~40 次。

7. 按壓耳穴

（1）控制饑餓：食指指端壓右耳的饑餓點 1 分鐘，換左耳做同樣動作。

當腸胃向控制食慾的下丘腦發出「我餓了」的信

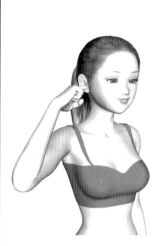

按壓耳穴　　　　　　　耳穴圖

號時，人就會有進食的慾望，而按壓相應穴道能起到阻止信號傳遞的作用。

（2）延長飽足感：用食指輕輕敲打右耳的內分泌點穴位 60 下，換左耳重複此動作。

按壓內分泌點穴位可以使下丘腦中的食慾控制中心限制導致饑餓的激素的產生，並且提升使人產生飽足感的激素。

8　產後恢復——抵胸抬頜

產後儘早進行鍛鍊可使產婦儘快地恢復產前健美的體型，並改善產婦的身體健康狀況。產後鍛鍊有許多種產後

操可供選擇，但大多有一整套的動作，鍛鍊雖比較全面，但需時也較多。

　　產後恢復體形的關鍵在於縮小腹部，因此筆者從眾多的產後鍛鍊動作中篩選出 2 個縮小腹部最有效的動作：下頜抵胸和舉腿抬頜，集中力量打殲滅戰。

每天 3 分鐘

抵 胸 抬 頭

1. 下頜抵胸

　　仰臥，雙手抱頭，背部緊貼床面，雙膝微屈，腳跟著床。收緊腹肌，儘量將下頜抵住胸部，然後抬起，再抵住胸部，再抬起，反覆做 20～30 次。

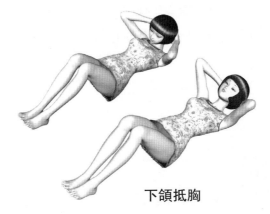

下頜抵胸

2. 舉腿抬頜

　　仰臥，雙腿併攏，抬起，雙腳指向屋頂，頭部稍離地面，舉腿的同時，抬起下頜，收緊腹肌，下頜抵

住胸部，頭部還原。然後再抬起，再抵住胸部，動作
進行時屏住呼吸，反覆做 30～40 下。

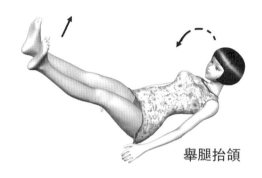

舉腿抬頷

9 消除雙下巴──手背推摩

下頷部位容易堆積皮下脂肪而形成雙下巴，因此消除
雙下巴的關鍵是消除下頷周邊的脂肪和皮膚鬆弛。

鬆弛的雙下巴，以按摩效果最好。按摩不但使血液循
環良好，脂肪代謝加快，而且可使皮膚彈性增加，恢復原
有緊致。

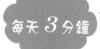

手背推摩

以拇指、食指、中指將下頷的皮下脂肪往下拉
抬，並用力相夾，手從下頷中央至耳朵方向運作，利

用手指的第二關節推壓皮下脂肪。左、右各反覆 2～3 次。再以雙手拇指指腹由下頜下方至耳下緩慢而有力地按壓，以局部酸脹為度。最後用左、右手背，從脖子根處向下頜尖端推出按摩，有節奏地慢慢進行 20～30 次左右。

下巴至耳根下方一帶穴位集中，按摩到位不僅能消除下巴處多餘的脂肪，還有促進皮膚緊致，改善下頜鬆弛的作用。

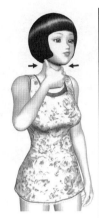

手背推摩

10 下巴鬆弛——張嘴後仰

俗話說，歲月無情，歲月一定會在人的肌膚上留下老化的痕跡。肌膚的老化過程一定是先出現鬆弛，慢慢地再出現皺紋。全身肌膚最容易出現鬆弛的部位是臉部，而臉部的鬆弛則先從下巴開始。

為什麼下巴先出現鬆弛呢？那是因為下巴處肌膚的厚度只有臉部其他部分的 2/3，所含支撐皮膚的彈力纖維自然也相對較少。再說受地心引力的影響，臉部的水分會集中在下巴部位。只要無法全部順利地代謝完，時間一久這個部位的肌膚就會不可避免地產生鬆弛。

早晨起床後以及晚間沐浴後都是按摩下巴和頸部的好時機。

每天 **3** 分鐘

張嘴後仰

　　端坐，背部挺直，嘴巴張到最大，頭部緩慢地往後仰，直至下巴與脖子繃緊時為止，再將嘴巴慢慢閉上。此時您會感到下巴肌膚繃得很緊。持續約 10 秒後放鬆，回復到端坐姿勢。如此反覆 8～10 次。

　　動作結束後用指端按揉下巴尖端，片刻後邊按摩邊移動至下頜及耳後，反覆移動按摩多次，直至繃緊感消失、外觀局部紅潤為止。

　　本動作不僅針對下巴鬆弛，對改善下巴輪廓、消除臉頰水腫也有一定的幫助。

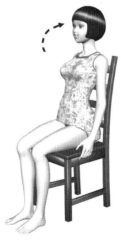
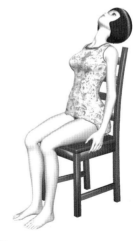

張嘴後仰

11　頸部皺紋——擺仰抬頷

頸部是最容易洩露年齡的部位。因為頸部皮膚很薄，厚度只有面部的 2/3，紋理較深且橫向，膠原細胞含量比較少，頸部肌膚容易缺乏彈性，血紅色素含量少令頸部皮膚顏色黃而暗沉。頸部前面皮膚的皮脂腺和汗腺的數量也只有面部的 1/3，皮脂分泌較少，難以保持水分。久而久之，頸部皮膚便容易老化、鬆弛和出現皺紋。

每天 3 分鐘　擺仰抬頷

1. 左右斜擺

站立或端坐，全身放鬆，兩眼平視。先將頸部向右側大幅度斜擺，回到原位後再向左側斜擺，如此反覆多次。

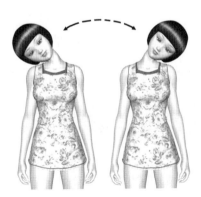

左右斜擺

2. 前俯後仰

先將頸部向前俯衝，回到原位後再向後仰，如此反覆多次。

頸部向前俯衝時儘量將下頜向後縮緊，同時後頸項感覺牽拉、抽緊。頸部後仰時閉口、抬頜，儘量將頸部伸到極限。

3. 抬頜前伸

站立，全身放鬆，兩眼平視，下頜和頸部儘量向前伸抬。

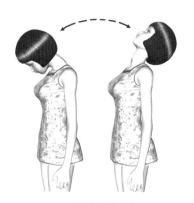
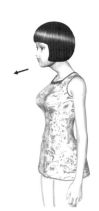

前俯後仰　　　　　　　　抬頜前伸

12　繃緊頸部皮膚——呲牙拍頸

頸部皮膚十分脆弱，不僅容易產生皺紋，而且很容易鬆弛，堅持做頸部按摩和頸部運動，能改善皮膚鬆弛的狀況。

每天 3 分鐘　呲牙拍頸

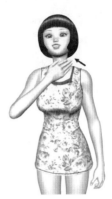

先將嘴張開、繃緊作呲牙狀，並將頸部儘量向上仰起，直至感覺肌膚繃得很緊為止，保持該姿勢 3～4 秒。反覆做 3～5 遍後，用雙手的手背輪流在鎖骨與下頜之間，由內向外做上、下交替輕輕拍打。既可放鬆肌肉，又能改善皮膚鬆弛的狀況。

呲牙拍頸

13　瘦臉——畫圈拍臉

臉部虛胖主要是由於皮膚鬆弛或不夠緊致、皮膚有輕微水腫和皮膚細脂肪偏多的原因。畫圈拍臉對臉部虛胖有良好的效果。

每天 3 分鐘　畫圈拍臉

先將食指、中指、無名指、小指併攏，用手指指

面輕輕壓在兩頰上下白齒的位置，由內往外畫小圓圈，100～120 圈即可。再用整個手掌交替拍打臉頰肌膚 50～60 下，直到臉頰呈微紅色為止。

在臉頰上畫圈時，可以兩頰一起做，也可一側先做，再做另一側。

拍打時，嘴巴肌肉是放鬆的狀態，所以會呈現微微張嘴的樣子。

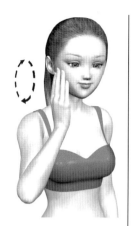

畫圈拍臉

14 消減腋下贅肉──抬臂繞圈

腋下很容易產生贅肉，除了脂肪堆積之外，腋窩兩側產生腫脹也是其中的一個原因。因為腋下是主要淋巴結匯集部位，當持續壓力產生、無法放鬆時，就會導致淋巴循環不暢，因此在腋窩兩側則產生腫脹情形。腋下的贅肉特別鬆軟，就是這個原因。

每天 **3** 分鐘

抬臂繞圈

先將雙手往兩側方平抬，手掌向上，然後往前繞

圈 30 下，再往後繞圈 30
下。可做 2～3 遍。

　　繞圈時腋下及手臂外
上側必須有繃緊的感覺，
才會有效果。

　　據經驗者介紹，堅持
鍛鍊 1 個月就會顯現效
果。在腋下贅肉減少的同
時，手臂外上側的贅肉也
會少掉很多。

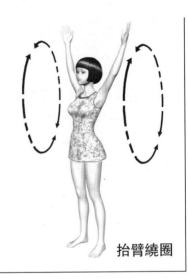

抬臂繞圈

15　修長手臂——腦後抻拉

　　手臂以結實、圓潤、修長為美，但是手臂很容易生長
贅肉，尤其是手臂後面及內側面不常使用的部位容易堆積
脂肪。25 歲過後的女性手臂「粗壯」的不在少數。

每天 **3** 分鐘

腦後抻拉

　　雙手交叉放於腦後，雙臂開始用力向上伸直，手
心向上，保持 4～8 秒，放鬆收回，做 8～10 次。然後
雙臂屈肘放在腦後，右手握住左手手腕，盡力將左手

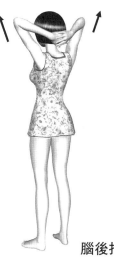

向右肩方向抻拉，保持 8～10 秒
後換另一側做，交替各做 15～
20 次。最後五指併攏，從肩部
到手腕部，邊輕輕拍打邊向下移
動，每側拍打 5～6 遍。

脳後抻拉

16 手臂水腫——抓捏敲擊

手臂水腫是指手臂的皮下含有過多的水分，多是因為
血液循環及代謝不暢、淋巴阻塞所造成的。常常可以感覺
到腫脹感，並且按壓上去缺乏彈性。

每天 **3** 分鐘

抓 捏 敲 擊

1. 往返抓捏

站立位，一手抓住另一手臂外側，抓緊後放鬆，

2～3 秒後再抓緊，如此反覆放鬆、抓緊，並緩慢地向上，從手腕一直到手臂根部。再緩慢地向下，從手臂根部一直到手腕。如此反覆 5～6 遍。左、右手交替抓捏。

2. 來回敲擊

站立位，一手握空拳，在另一手臂外側輕輕敲擊，從手腕開始緩慢向

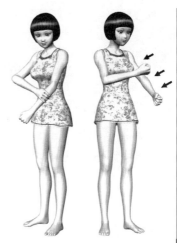

往返抓捏　　來回敲擊

上敲擊到手臂根部，再向下敲擊到手腕部。反覆敲擊 5～6 遍。左、右手交替敲擊。

17　消除頭屑——小雞啄米

當頭皮細胞異常角化、脫落，並黏合在一起時，便形成了頭屑。

正常情況下，人的頭皮細胞更新的週期是 28 天。當頭皮細胞處於異常角化的狀態時，這一更新週期可縮短至 7 天。

小雞啄米是消除頭屑最容易操作也是最有效的按摩手法。

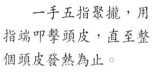

每天 **3** 分鐘

小雞啄米

一手五指聚攏，用指端叩擊頭皮，直至整個頭皮發熱為止。

叩擊時，做到「有序」為好。如先左後右、由前到後，或由中央繞圈叩擊，逐步擴大到整個頭皮等。

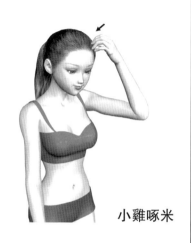

小雞啄米

18 美背──飛翔提升

背部擔負著人體上半身的重量，背部肌肉（背部三角肌、長斜方肌和斜方肌）的協調才能產生各種準確的動作。

挺拔而結實的背部還能增加整體的美感。遺憾的是，由於上半身的重量，往往會使背部微微地向前屈曲。

如果長期保持前屈的姿勢，肩胛骨會漸漸由「一」字變成「八」字，形成含胸駝背的現象，後背上的肌肉群（主要包括菱形肌、豎棘肌以及背擴肌三部分）全都會因此變得柔弱。失去了肌肉有力的保護，脊柱會相當脆弱，

經不起任何外力。所以，讓後背肌肉群變得強壯有力是美背的關鍵。

其實，只要平時稍加注意，就能夠完全克服彎腰屈背。可以背靠牆壁，注意後腦勺、雙肩、臀部、腳後跟這四個部位全部貼住牆壁。平時的站立中保持這樣的站立姿勢，時間一長，習慣成自然，就不會彎腰屈背了。

飛翔提升是簡單的背部提升運動，可以收緊背部、臀部和大腿後部，同時健壯脊背周圍和下背部的肌肉，從而增加背部的堅實和提升臀部的曲線。

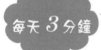

飛翔提升

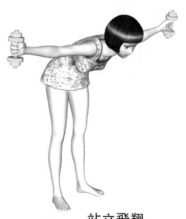

方法一　飛翔提升

1. 站立飛翔

站立，膝蓋微屈，雙腳分開，與肩同寬，雙手各抓一個輕度重量的啞鈴，手掌相向。上身前傾與地面平行。收緊小腹，保持背部挺直，慢慢抬高雙臂，使之與肩膀同高。收緊肩胛骨。保持一會兒，回到開始的位置。重複做 10～15 次。

站立飛翔

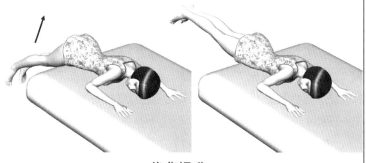

後背提升

2. 後背提升

面向床面趴下，腿部以木板邊緣作支撐，自然下垂，同時小腿交叉彎屈，頭部貼於床面。腹部與背部肌肉同時用力，使大腿慢慢抬高至與你的身體成一條直線時為止（即與床面或地板平行）。停留片刻，然後慢慢回復到原來的位置。如此反覆30～40次。

抬腿時注意不要拱起腰部和背部，動作一定要緩慢，每次抬腿時深吸氣。

切記在腿的兩次抬升之間要停留一下做一次呼吸調整。

方法二 坐姿划船

端坐於地板上，上身保持豎直，緊腰、挺胸、收腹、沉肩，使左右肩胛骨保持在同一水平面上，雙肘緊貼兩肋向後拉動，直至上臂與小臂呈90°停止，如划船狀。如此反覆做30～40次。

「划船」時保持腰部緊張狀態，這樣才能讓力量

平衡集中於菱形肌上。動作一定要用勁，才能讓肩後肌肉變得豐滿有力，並使變形的肩胛骨恢復原位。

方法三　陸地游泳

　　俯臥在地板上，手、腿儘量伸展，腰腹部收緊。模擬自由式時抬腿打水的姿勢，大、小腿挺直，上抬約30°，停頓片刻後放下。如此反覆 15～20 次。

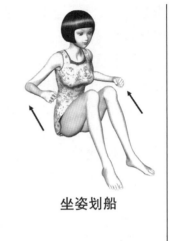

坐姿划船

　　抬腿時小口呼氣，落腿時小口吸氣。

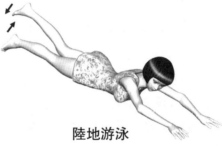

陸地游泳

19 美膝──雙腿下蹲

　　膝部由於脂肪積聚或贅肉過多而顯得渾圓臃腫，形如饅頭，破壞了女性美腿的曲線。

　　法國健身專家為改善女士膝部的「外觀」，提出要多活動膝部，如慢跑、跳高、跳遠、跳繩、游泳、健身操、爬山、登梯等，都是活動膝部很好的運動。在運動過程中

還要有意加力，使膝部聚積的脂肪加速消耗，最後使膝部周圍的贅肉消失。

以上這些活動膝部的好運動，可根據個人的情況進行選擇。並且循序漸進，逐漸增加次數和速度。

平時經常按摩或拍打膝部，可加速膝部的血液循環，有效減少脂肪的堆積，隨時可以進行。

雙腿下蹲充分活動膝部，且隨時可做，不受時間、地點的限制，也無須費用，值得推廣。

雙腿下蹲

站立，兩腳分開，與肩同寬，屈膝，緩慢下蹲，至大腿與小腿成直角時站起。反覆下蹲 20～30 次。

開始鍛鍊時，如腿力不濟，盡力即可。隨著鍛鍊次數的增加，下蹲次數隨之增加。

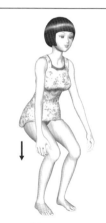

雙腿下蹲

20 肩部造型——聳肩飛鳥

影響肩部造型最重要的肌肉是三角肌（包繞肩關節的肌肉）和斜方肌（提、降肩胛骨的肌肉）。如果肩部的這

些肌肉薄弱，不僅給人「手無縛雞之力」的感覺，還會失去脖子和肩膀間優美的曲線。

　　不少女性十分重視胸部及臀部的曲線，而忽略了肩部的鍛鍊，其實富有肌肉的肩部會讓美麗錦上添花。

　　要使肩部健美，就應該多加強肩部、背部和胸大肌的肌肉鍛鍊。而要發展肌肉的形狀，負荷較大的力量練習才比較有效。因此利用啞鈴、槓鈴就成為比較常用的方法。

　　在力量練習時要量力而行、循序漸進。力量練習前要做好熱身練習，練習結束後應做好放鬆、整理活動，對減輕肌肉受傷和酸痛有很好的作用。

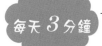

聳肩飛鳥

1. 負重聳肩

　　站立，雙手持啞鈴於體側。吸氣，兩臂伸直，用力向後上方聳肩至最高點。呼氣，放鬆，還原。

2. 持鈴飛鳥

　　站立，兩腳分開，與肩同寬，上身微微前傾，雙手各持啞鈴，自然下垂。呼氣時雙手向兩側抬起，直至與肩成一直

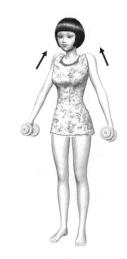

負重聳肩

線。吸氣時，雙手放下，回復到原來位置。如此反覆做 30～40 次。

哑鈴的重量可根據自己的體力情況進行選擇，一般選擇 1～2 公斤重的哑鈴。

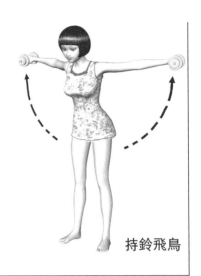

持鈴飛鳥

21 肩背板滯——背後扣手

肩背板滯是指肩背部僵硬、沉重，牽涉到頸部、肩部活動時產生疼痛，因此活動稍稍受阻。引起肩背板滯的原因很多，最常見的是久坐辦公的人員。長時間不動使肩背部肌肉、筋膜等組織發生勞損或非特異性炎症，而產生肩背板滯的諸多不適。

拖延日久，肩背部肌肉發僵，用手指按壓有明顯的酸痛感，在酸痛明顯處有時可觸及條索狀物，稍用力揉壓患處即感到舒適或症狀減輕。

要防止肩背板滯的出現，重要的環節是每隔 1～2 小時起身活動一下，活動的時候做背後扣手的動作，能更有效地緩解肩背部的僵硬和不適。

每天 **3** 分鐘

背後扣手

　　端坐，上身挺直，一手臂上舉，屈肘，手指從頭部後方往下；另一手臂下垂，屈肘，手從腰部後面向上，雙手在背後相扣。

　　扣手時始終保持背部的挺拔。如果兩手無法相扣，可雙手抓住一條毛巾，效果相同。

　　本動作能放鬆肩關節，使背闊肌得到伸展，還能擴張胸部，維持頸椎、胸椎的正確位置。

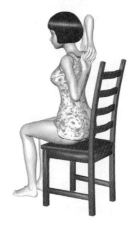

背後扣手

22 　妖嬈腰身——托頸抬腿

　　窈窕美女首先得有個妖嬈腰身。腰身的粗細多少才恰到好處呢？這有個國際標準可供參考：

　　腰圍＝身高×0.37。

　　當然，腰圍與胸圍、臀圍的比例也要適中，其中最主要的還是腰圍與臀圍的比例。

　　腰、臀比＝腰（公分）÷臀（公分）。若女性腰臀比

超過 0.8，男性腰臀比超過 1.0，就有點過於粗壯了。

有了標準，也就有了判斷。要想擁有妖嬈結實的小蠻腰，唯一的辦法就是趕快行動。托頸抬腿的簡單動作就可以幫您達成內心的願望！

當然可不能三天打魚，兩天曬網哦！

每天 3 分鐘

托頸抬腿

仰臥，十指交叉，托於頸後，雙腿抬起，膝部彎屈，大腿儘量靠近胸腹。同時抬起雙肩並朝右轉，使左手肘部碰到右膝蓋。回復到仰臥體位後，再抬起雙肩並朝左轉，使右手肘部碰到左膝蓋。如此反覆 15～20 次。

最後用兩手分別從腰部左側和右側同時按捏、揉搓、提拿帶脈 30 秒即可。帶脈位於腰部最細處，環繞腰部一週。

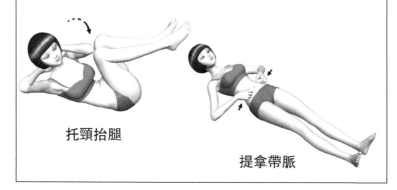

托頸抬腿

提拿帶脈

23 高跟鞋後遺症──握趾蹬腿

經常穿高跟鞋的女性，身體會前傾，全身的重量落在腳掌上，受力集中於腳趾而不均勻，破壞了正常的重力傳遞負荷線，影響到膝部、小腿、大腿及腰部的承受壓力。引起局部酸痛，甚至發生跟腱炎。不僅會造成腳部酸痛、扭傷、摔傷等，嚴重的還會導致蹠趾關節變形、蹠骨骨折。

令人意想不到的是，高跟鞋竟然還是腰酸背痛的罪魁禍首！原因是這種不正確的受力狀態使腰背部的肌肉發生了勞損。

握趾蹬腿和跪地抬臀能夠放鬆小腿、大腿及腰背部由於穿高跟鞋引起的肌肉緊張。

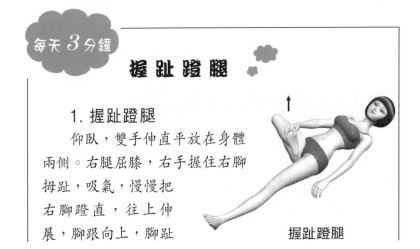

每天 **3** 分鐘

握趾蹬腿

1. 握趾蹬腿

仰臥，雙手伸直平放在身體兩側。右腿屈膝，右手握住右腳拇趾，吸氣，慢慢把右腳蹬直，往上伸展，腳跟向上，腳趾

握趾蹬腿

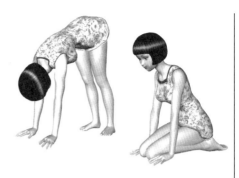

漸漸朝向臉的方
向。保持這個姿勢
約 20 秒，放鬆，
回復到仰臥姿勢。
換左腿，動作、步
驟相同。

2.跪地抬臀

跪地抬臀

跪坐在腳跟
上，上身前傾，雙手撐地，吸氣，慢慢伸直膝部，提
高臀部，最後腳跟著地，雙手始終不能離地。此時全
身形成一個三角形。保持這個姿態 20～30 秒，回復原
姿勢。可反覆做 2～3 次。

本動作有效伸展小腿、大腿、臀部肌肉和韌帶，
能緩解小腿疲勞及腳跟疼痛，還能緩解因穿高跟鞋引
起的腰酸背痛。經常做此動作，還能保持雙腿彈性，
減少腿部靜脈曲張的患病概率。

24 家中健身──巧用傢俱

在家中健身實在是方便不過，現在上班族的時間都十
分緊張，「百忙之中」還要擠出時間去健身房，常常不能
「天遂人願」。因此，利用傢俱進行健身是既簡單又便宜
的好方法。

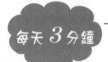

每天 **3** 分鐘

巧用家具

1. 床

床是最大、最舒適的健身器材，很多的動作都可在床上完成。

（1）陸地蛙泳：俯臥在床上，手腳模仿蛙式的姿勢不斷划動。划動時手腳儘量用力，反覆做多次。此動作有擴展胸肌，增強肺功能的作用。

（2）懸腿收腹：坐在床沿上，上身向後平躺在床上，兩腿抬起平伸，同時腹部用力，上身抬起，維持「V」字形姿勢。片刻後放鬆。反覆做多次。此動作有收緊大腿、臀部和增強腹肌力量，消除腹部贅肉的作用。

（3）扭身碰膝：仰臥在床上，兩手十指交叉，托於腦後；兩腿抬起成直角，屈膝，同時抬起上身，並向右轉，使左手肘部碰到右膝蓋。回到中間後再向左轉，使右手肘部碰到左膝蓋。如此反覆左、右轉動

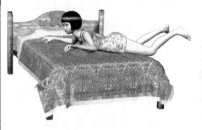

陸地蛙泳

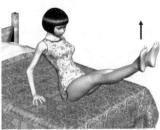

懸腿收腹

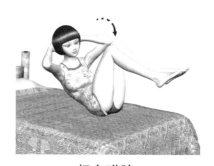

扭身碰膝

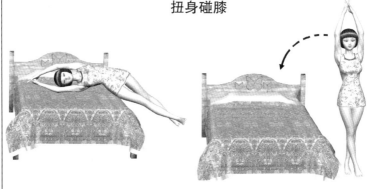

側腰伸展

15～20次。此動作在鍛鍊腹肌的同時還鍛鍊了腰背肌肉和柔韌性。

　　（4）側腰伸展：側立在床邊（與床保持20公分距離），左右腳交叉，兩臂貼耳向上伸展，在頭頂上方十指交叉。上身以髖關節為軸，側躺於床面，雙臂貼耳儘量伸展。左、右側交換進行1分鐘。此動作能伸展腹外斜肌，產生細腰的效果。

　　（5）發力推床：推床之前得確定這張床是否「落地生根」。開始時雙手撐住床沿，雙腿併攏，以髖關節為軸，上身前傾成直角，重心向前，雙腿成小弓箭

步，然後發力。左、右腿交替進行。

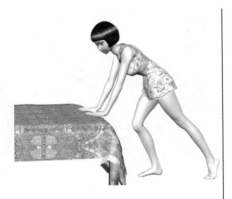

發力推床

推床的目的是使小腿、大腿以及腰臀部肌肉得到鍛鍊，因此推床時必須竭盡全力，方能產生好的效果。同樣的道理，除了床，可推之物還有牆、櫥櫃以及靠牆擺放的桌椅、關著的門等，都可利用。

2. 沙發

除了床，沙發是我們使用時間最多的傢俱，大部分在家的時間都是在沙發上看書、看電視、會客聊天，甚至打瞌睡。因此利用沙發健身，效果也很好。

（1）仰臥起坐：面向沙發，坐在沙發前的地面上，小腿平放在沙發上，上身向後仰臥在地面上。腹部用力，上身抬起，雙臂沿大腿向小腿部前伸，直至

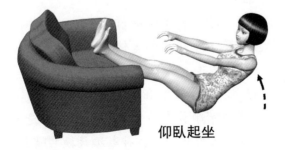

仰臥起坐

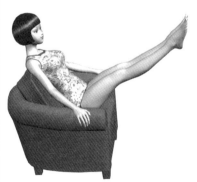

臂撐收腹

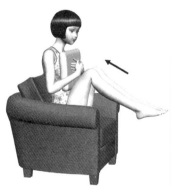

屈腿抵胸

夠到腳面。如此反覆多次。

（2）臂撐收腹：背靠
沙發，雙臂支撐在沙發上，
屈膝，收腹，抬起大腿與腹
部成直角；然後膝蓋繃直，
足背收緊，足趾向前。保持
此姿勢片刻後回復原姿勢。
如此反覆進行。

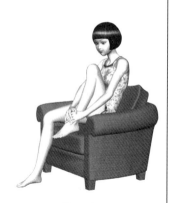

抱踝拉抻

（3）屈腿抵胸：坐在
沙發上，雙腿併攏，雙手在胸前抱住一個靠墊以幫助
保持平穩，屈膝，雙腿抬起，儘量向胸前靠近，直至
抵於胸前。反覆多次。

（4）抱踝拉抻：仰臥在沙發上，雙腿併攏，膝關
節稍彎屈，雙腳掌平放在沙發上。先抬起左腿，雙手
抱住左腳踝部，盡力拉抻。拉抻數次後換右腿進行。

3. 櫃子

面向櫃子站立，兩腳分開，與肩同寬。雙手扶住櫃子以保持平衡。腳跟抬起，腳尖著地，全身處於一種微動狀態。當腳跟達到最高點時緩緩放下，然後再次抬起。反覆做40～50 次。

做的時候要保持身體平衡，重心應落於前腳掌上，而不應將身體壓在櫃子上，此方法可有效緩解踝關節肌肉的酸痛，還能預防走路時扭腳現象的發生。

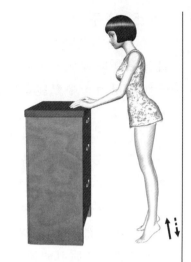

踮足抬踵

4. 桌子

雙手撐扶於桌邊，兩腿併攏伸直，整個身體與桌面形成一個斜角（根據自己

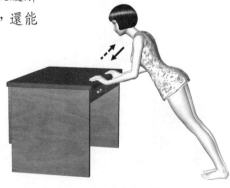

屈臂斜撐

的力量來掌握身體與桌面的傾斜角度），兩臂屈伸下降和撐起身體，連續撐 15～20 次。

5. 椅子

（1）扶椅擺腿：雙手扶在椅背兩側，上身保持正直，一隻腳著地，另一隻腳抬起，腳尖繃緊，大腿以及腹部用力，帶動腿部做上、下擺動的運動。反覆做40～50次。

腿部擺動時雙膝不能彎曲，重心應一直保持在椅子的中心位置，以免椅子歪倒。此動作對鍛鍊腿部肌肉和腹肌都有作用，同時還可增加身體的平衡能力。

（2）抱椅蹬車：端坐，背部靠緊椅背，兩手在椅背後相扣，然後收腹、抬腿，兩腳用力畫圈如蹬車狀。此動作在鍛鍊腹肌的同時也能增強大腿肌肉的力量。

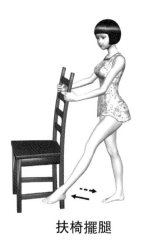

扶椅擺腿

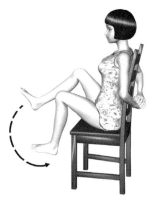

抱椅蹬車

6. 凳子

將兩個凳子放在與肩同寬的位置，兩手臂伸直，支撐在凳面上，兩腿後伸，腰部挺直，然後屈肘，上身下沉，再用力伸直。如此反覆進行。

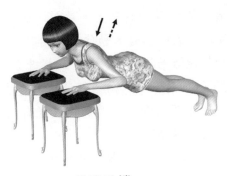

雙凳臥撐

　　手臂力量強的人可以在相當於足部的位置放置一個凳子，運動時兩手臂伸直，支撐在凳面上，兩腿後伸並抬起，擱在凳面上，然後屈肘，上身下沉，再用力伸直。如此反覆進行。

7. 櫥櫃

　　（1）伸臂抬腿：站在櫥櫃前約 50 公分處，雙臂前伸，雙手扶住櫥櫃邊沿，先用左腿支撐，右腿向後

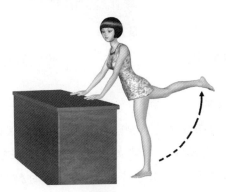

伸臂抬腿

抬起,直至不能再抬高為止。放鬆,回復站立姿勢。換右腿支撐,左腿抬起,動作要領相同。

　　此動作能活動髖關節,收緊和提升臀部曲線。

　　(2)拉伸肩背:背向櫥櫃站立,雙手向後拉住櫥櫃邊沿,上身用力向前,肩膀向後拉伸肩背肌肉。雙腿站直,儘量不要彎曲。

　　(3)收腹伸腿:背部靠緊櫥櫃,雙手手臂向後平放在櫥櫃面上,拉住櫥櫃邊沿,屈膝至 90° 以上,然後伸腿成直角。保持此姿勢數秒後放鬆。反覆做 10 餘次。

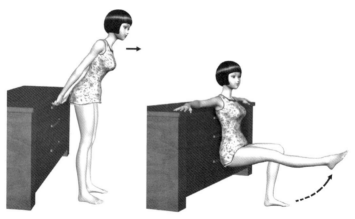

拉伸肩背　　　　　　收腹伸腿

8. 鞋櫃

　　鞋櫃的高度適合擱腳,最適宜柔韌性鍛鍊。

　　(1)觸摸腳尖:站立,先將左腿擱在鞋櫃上,兩腿膝關節伸直,用右手手指觸摸左腿的腳尖。兩腿交替,反覆做數次。

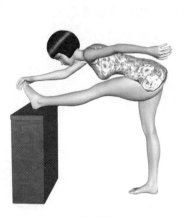

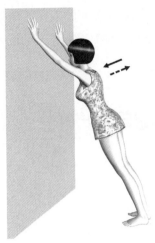

觸摸腳尖　　　　　　　　　　俯身推牆

（2）頭觸膝蓋：站立，先將左腿擱在鞋櫃上，兩腿膝關節伸直，兩手抱住左腿，上身前俯，儘量靠近左腿，如能將頭部觸到左腿膝蓋為最佳。

觸摸腳尖和頭觸膝蓋對於增強腰背部的柔軟性有很好的作用。

9. 牆

牆壁是最穩固的健身器材，而且無論在客廳，還是在臥室，都有牆壁可以利用。

站立，腳跟併攏，離牆約 50 公分，雙手舉起，放在牆面上，身體與牆壁約成 45°。上身向牆壁慢慢靠近，拉開肩膀，雙臂漸漸全部貼於牆面，然後放鬆，回復原姿勢。反覆進行多次。本動作能增強肩關節、腹部和後腰部的柔韌性。由於牽拉，鍛鍊後可能會有一

些酸痛感,但不影響繼續鍛鍊。剛開始鍛鍊時,離牆的距離宜短,適應後應逐步增加,直到適合自己為止。

25 上班健身——巧用時間

坐辦公室的人員看似輕鬆、愜意,但是他們大都有頸肩酸痛、腰酸背痛、晚上失眠等問題。據有關調查資料顯示,這部分人遭受頸椎病困擾的比率最高,達到了43.9%;其次是腰背疼痛僵直,為36.7%;排在第三的是失眠,有27.3%的受訪者承認自己經常被失眠折磨。

此外滑鼠手、乾眼症、胃病、偏頭痛等也是久坐辦公室人員的職業病,是由於長時間處於固定坐姿導致脊柱關節、肌肉韌帶損傷,進而影響脊柱正常生物力學狀態,引起的一系列疾病。

上班時巧妙地利用點滴時間,加強活動,恢復脊柱的平衡狀態,就不至於「積勞成疾」。

每天 **3** 分鐘

巧用時間

一、上班時

上班時由於靜坐不動,全身肌肉、關節長時間處

於靜止的狀態，氣血不通，肌肉僵化，就會產生全身酸痛，尤其是頸部和腰背部這些負重比較大的部位，酸痛特別明顯，甚至有「力不可支」的感覺。

　　每隔 1～2 個小時，不必起身，就在座位上按照要求做幾個動作，就能化酸痛於無形。

1. 頸部酸痛

　　①坐位，頭部緩緩地向前下方低，儘量拉長頸椎，直到下巴緊貼前胸，然後慢慢回復坐位。再將頭緩緩地向後仰，盡力拉長脖子，好像要將後腦勺放到肩背上的感覺，再慢慢回復坐位。

　　②頸部稍向後仰，右臂肘部抬起，大拇指置於頸部一側，其餘四指併攏豎直置於另一側並與拇指或大魚際部位相對用力抓拿頸後部。抓拿 20～30 下後，換左手抓拿。動作和方法相同。

　　③頭頸前屈、後伸、向左側屈、向右側屈，順時

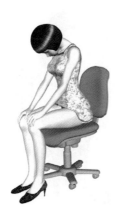
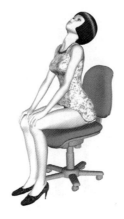

頸部鍛鍊

針轉、逆時針轉，共 1~2 分鐘。前屈、後伸、側屈、轉動的幅度在無不適的情況下應盡可能大，這樣才能達到最大限度的放鬆。動作應緩慢，感覺有緊張感但不應有疼痛感。

④雙側肩關節同時聳起，突然同時順勢下沉，如此反覆 20~30 次。

2. 腰酸背痛

①端坐，雙手叉腰，前胸挺起，肩膀及上臂向後伸展，然後雙肩向前縮，如此反覆後伸、前縮，做 20~30 次。雙肩部後伸、前縮如果充分到位，效果十分明顯。

②屈肘，兩手叉腰或手握空拳，置於腰際，腰部向左緩慢轉動，至不能轉動時順勢小幅後振 3~4 下。再向右緩慢轉動，至不能轉動時也順勢小幅後振 3~4

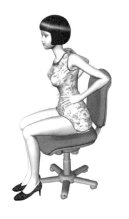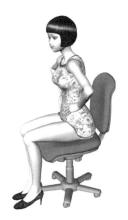

腰背鍛鍊

下。反覆進行。

③坐位，兩手十指交叉，掌心向上，伸直手臂，順勢小幅後振 4～5 下。然後緩慢彎腰，掌心向下，雙臂伸直手臂。順勢小幅向下振 4～5 下。彎腰時動作一定要緩慢，以免損傷腰部。有腰椎間盤突出症者，更應小心為妙，急性期不宜做此動作。

④將一拳或雙拳相疊置於腰部或背部，背部挺直，並用力以拳頭為支點向後挺直，使腰背部肌肉得到拉抻。維持幾秒後放鬆，然後腰腹同時用力，上身前傾，維持幾秒後放鬆。如此反覆做 10～20 次。

3. 預防電磁輻射

電腦使用過程中會產生一定量的電磁輻射。如果長期受電磁輻射的影響，會使人的血液、體液呈酸性，延緩身體正常的代謝功能，使毒素囤積在體內，使人失眠、免疫力下降，女性還可能發生內分泌紊亂。

洗臉可以減少電磁輻射對皮膚的刺激。趁上洗手間的機會，每天要好好地洗幾次臉。還有每天上班泡上一壺綠茶，也大有好處。因為綠茶中含有的茶多酚等活性物質，有助於吸收放射性物質。除此之外，茶水中還含有大量的美容物質。奇怪的是，一上班「大老爺們」就杯不離手，而美女們反而沒有這麼「積極」。

為了健康，為了美麗，每天泡上一壺茶吧！

二、上衛生間時

上衛生間時是鍛鍊膀胱括約肌和肛門括約肌的大

好時機。

①男、女小便時採取的姿勢不同,分述如下:

男性:站立,提起腳跟,吸氣,呼氣時開始小便。突然用力中斷排尿。再放開,再中斷,直至尿液排盡。

女性:坐在坐便器上,吸氣,呼氣時開始小便。以後的動作與男性相同。

無論男、女經鍛鍊後都有改善小便頻數,使小便深長的效果,並由於鍛鍊的同時也鍛鍊了男性的陰莖海綿體和女性的陰道括約肌,所以本動作還有促進男性陰莖勃起、延長勃起時間、增加陰莖硬度以及促進女性陰道收縮、愛液分泌、激發陰道高潮的功效。

②大便時反覆縮、放肛門。大便後用冷水清洗後用力按揉肛門,同時用力縮肛。此動作能升提中氣,治療和預防痔瘡、肛裂等疾病。

三、會議前

坐在椅子上,背部挺直,閉眼或似閉非閉,全身放鬆,緩慢吸氣,吸足後使勁呼出。呼盡後停歇數秒,再緩慢吸氣。反覆緩慢深長的呼吸,能讓內心平靜和恢復精力,有放鬆、減壓的作用。呼氣後停歇的時間長短,可由個人自己決定。1~2秒不為短,10餘秒不為長。

四、情緒煩躁時

坐位,右手大拇指放在右邊鼻翼,食指、中指放

在鼻梁上，無名指放在左側鼻翼。先將無名指壓住左邊的鼻孔，用右邊的鼻孔吸氣 5 秒鐘。抬起無名指，用大拇指壓住右邊的鼻孔，屏住呼吸 5 秒鐘，然後放開右側鼻孔，呼氣 5 秒。再用左邊鼻孔吸氣，用右邊鼻孔呼氣。

情緒煩躁以致無法靜心思考問題時用上法，有鎮定情緒、保持頭腦清醒的作用。

五、上下班時

（1）坐公車（地鐵）上下班：上班族每天花在上、下班路上的時間還真不少，就單程而言，少則 20 分鐘，多則 1～2 小時，大部分都在半小時到 1 小時之間。那麼上、下班的來回路程一般就要 1～2 小時了。這段時間如果好好地用來鍛鍊，就不至於在車上「虛度光陰」，特別是對於回家後還要挑燈夜戰的人來說，意義就更加重大了。

首先，車來了，您可不要隨人群一哄而上，更不要為占到了位子而沾沾自喜。研究保健的專家們有一句話叫做「能站的就不要坐，能坐的就不要躺」。讓別人坐著吧，我站著挺好！

當然，站著也不能閒著。附帶著做一些動作，健身效果會更好。

①右手抓住拉環，左手抓住右手臂內側。右手臂朝身體內側用力，而左手則是朝身體外側用力。維持幾秒後放鬆，放鬆幾秒後再繼續用力。反覆做數十次後換手再做。用力較大，效果較好，做完後應感覺到

手臂及胸前微微發脹及發酸為好。

②手扶欄杆或手拉拉環,縮腹,大腿及臀部肌肉繃緊、內夾,同時收縮會陰部及肛門括約肌。3~5秒後放鬆。休息片刻後再做。反覆做數分鐘。有收肛提氣、振奮精神的效果。

③練練腹式呼吸。逐漸練到呼吸深長、自然,會感到全身輕鬆、精神爽快。

④閉目轉睛,眼球向各個方向轉動,轉動幾分鐘後,用手指指腹稍加按揉,再繼續轉動。可緩解昨夜或一天工作下來眼睛的疲勞。睜開眼睛後清爽舒適。

(2)步行上下班:如果說步行是最好的運動方式並不為過。專家們的研究認為,步行能夠有效地改善運動系統功能,使肌肉變得發達,骨骼變得結實,關節更為靈活。步行能提高呼吸系統的能力,使呼吸頻率加快,氧氣的吸入量增加,人體供氧能力提高。步行還能提高和改善循環系統的功能,使心肌纖維變粗,心肌發達,還可以消耗多餘的熱量,加快機體新陳代謝,防止脂肪過剩,塑造完美體形。特別是平時活動較少的上班族,步行上下班,對於健康來說就顯得尤為重要了。

(3)需要上、下樓時:上班、下班、中午去食堂進餐及工作時需要上、下樓時,不坐電梯而走樓梯。

上樓時將大腿抬起並用力向上方邁出,可用較快的速度(如1分鐘爬4層樓,即大約1秒鐘爬一級)爬完全程。

不但可以加快上樓速度以增加運動量,還可以兩

級臺階並跨，快速上樓。既搶了時間，身體又得到了鍛鍊，而且感覺辦事雷屬風行，真是「一舉三得」啊！

六、洗臉刷牙時

洗臉時雙手手掌輕輕貼於面部，上、下搓動如洗臉樣。反覆搓動直至臉部紅潤。有極好的滋潤皮膚和美容的作用。

刷牙時兩腳併攏，肩部挺起，臀部及會陰部肌肉反覆用力縮緊、放鬆，直至刷牙完畢。有提氣收肛的效果，對痔瘡、脫肛及老年性尿頻十分適用。

以上只是列舉了一些「見縫插針」的健身實例，其實，您只要稍加留意，就有許許多多的時間空隙可以被用來健身。問題只是您是否真正的留意，是否真正的在意自己的健康。

運動精進叢書

1 怎樣跑得快
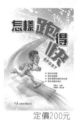
定價200元

2 怎樣投得遠
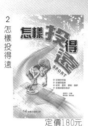
定價180元

3 怎樣跳得遠
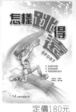
定價180元

4 怎樣跳的高
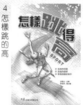
定價180元

5 高爾夫揮桿原理
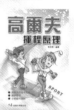
定價220元

6 網球技巧圖解
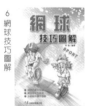
定價220元

7 排球技巧圖解

定價230元

8 沙灘排球技巧圖解
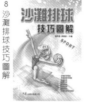
定價230元

9 撞球技巧圖解
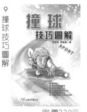
定價230元

10 籃球技巧圖解
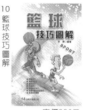
定價220元

11 足球技巧圖解
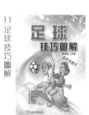
定價230元

12 羽毛球技巧圖解
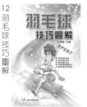
定價220元

13 乒乓球技巧圖解
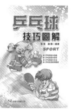
定價220元

14 曲線球與飛碟球
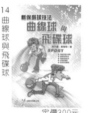
定價300元

15 街頭花式籃球
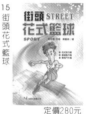
定價280元

16 精彩高爾夫
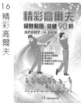
定價330元

17 巴西青少年足球訓練方法
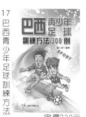
定價230元

18 籃球個人技術全圖解+VCD
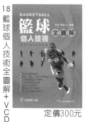
定價300元

19 門球（槌球）入門與提升180問
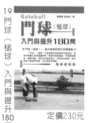
定價230元

20 美國青少年籃球訓練方式250例
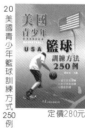
定價280元

21 單板滑雪技巧圖解+VCD

定價350元

22 籃球教學訓練遊戲
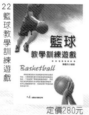
定價280元

23 羽毛球技・戰術訓練與運用
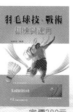
定價280元

快樂健美站

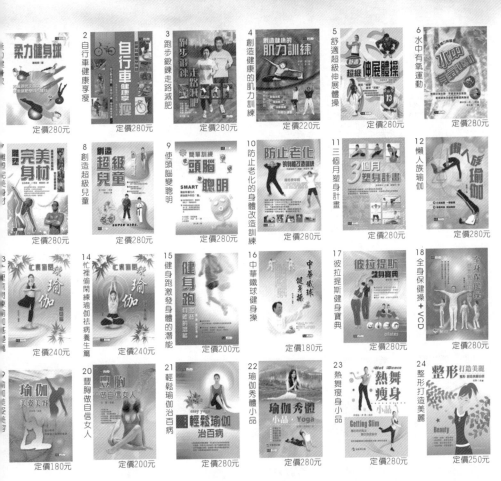

柔力健身球	2 自行車健康享瘦	3 跑步鍛鍊走路減肥	4 創造健康的肌力訓練	5 舒適超級伸展體操	6 水中有氧運動
定價280元	定價280元	定價280元	定價220元	定價280元	定價280元

完美身材	8 創造超級兒童	9 使頭腦變聰明	10 防止老化的身體改造訓練	11 三個月塑身計畫	12 懶人族瑜伽
定價280元	定價280元	定價280元	定價280元	定價280元	定價280元

瑜伽	14 忙裡偷閒練瑜伽祛病養生篇	15 健身跑激發身體的潛能	16 中華鐵球健身操	17 彼拉提斯健身寶典	18 全身保健操＋VCD
定價240元	定價240元	定價200元	定價180元	定價280元	定價280元

瑜伽美姿美容	20 豐胸做自信女人	21 輕鬆瑜伽治百病	22 瑜伽秀體小品	23 熱舞瘦身小品	24 整形打造美麗
定價180元	定價200元	定價280元	定價280元	定價280元	定價250元

5 排毒頻譜33式熱瑜伽	26 太極操＋DVD
定價350元	定價350元

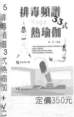

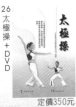

常見病藥膳調養叢書

1 脂肪肝四季飲食 定價200元
2 高血壓四季飲食 定價200元
3 慢性腎炎四季飲食 定價200元
4 高脂血症四季飲食 定價200元
5 慢性胃炎四季飲食 定價200元
6 糖尿病四季飲食 定價200元

7 癌症四季飲食 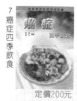 定價200元
8 痛風四季飲食 定價200元
9 肝炎四季飲食 定價200元
10 肥胖症四季飲食 定價200元
11 膽囊炎、膽石症四季飲食 定價200元

傳統民俗療法

1 神奇刀療法 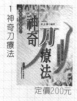 定價200元
2 神奇拍打療法 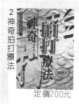 定價200元
3 神奇拔罐療法 定價200元
4 神奇艾灸療法 定價200元
5 神奇貼敷療法 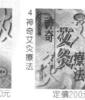 定價200元
6 神奇薰洗療法 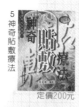 定價200元

7 神奇耳穴療法 定價200元
8 神奇指針療法 定價200元
9 神奇藥酒療法 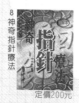 定價200元
10 神奇藥茶療法 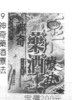 定價200元
11 神奇推拿療法 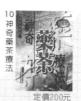 定價200元
12 神奇止痛療法 定價200元

13 神奇天然藥食物療法 定價200元
14 神奇新穴療法 定價200元
15 神奇小針刀療法 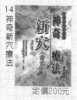 定價200元
16 神奇刮痧療法 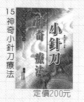 定價200元
17 神奇氣功療法 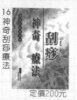 定價200元

品冠文化出版社

休閒保健叢書

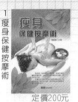
1 瘦身保健按摩術
定價200元

2 顏面美容保健按摩術
定價200元

3 足部保健按摩術
定價200元

4 養生保健按摩術
定價280元

5 頭部穴道保健術
定價180元

6 健身醫療運動處方
定價230元

7 實用美容美體點穴術
定價350元

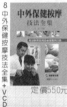
8 中外保健按摩技法全集+VCD
定價550元

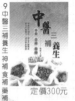
9 中醫三補養生神補食補藥補
定價300元

10 運動創傷康復診療
定價550元

11 養生抗衰老指南
定價350元

12 創傷骨折救護與康復
定價220元

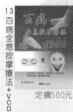
13 百病全息按摩療法+VCD
定價500元

14 拔罐排毒一身輕+VCD
定價330元

15 圖解針灸美容+VCD
定價350元

16 圖解針灸減肥
定價350元

圍棋輕鬆學

1 圍棋六日通
定價160元

7 中國名手名局賞析
定價300元

8 日韓名手名局賞析
定價330元

9 圍棋石室藏機
定價250元

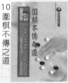
10 圍棋不傳之道
定價250元

11 圍棋出藍秘譜
定價250元

12 圍棋敲山震虎
定價280元

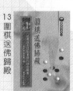
13 圍棋送佛歸殿
定價280元

14 無師自通學圍棋
定價280元

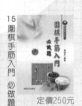
15 圍棋手筋入門必做題
定價250元

象棋輕鬆學

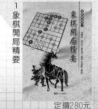
1 象棋開局精要
定價280元

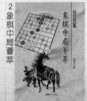
2 象棋中局薈萃
定價280元

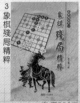
3 象棋殘局精粹
定價280元

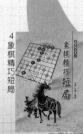
4 象棋精巧短局
定價280元

太極武術教學光碟

太極功夫扇
五十二式太極扇
演示：李德印 等
（2VCD）中國

夕陽美太極功夫扇
五十六式太極扇
演示：李德印 等
（2VCD）中國

陳氏太極拳及其技擊法
演示：馬虹（10VCD）中國
陳氏太極拳勁道釋秘
拆拳講勁
演示：馬虹（8DVD）中國
推手技巧及功力訓練
演示：馬虹（4VCD）中國

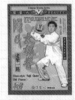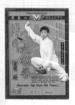

陳氏太極拳新架一路
演示：陳正雷（1DVD）中國
陳氏太極拳新架二路
演示：陳正雷（1DVD）中國
陳氏太極拳老架一路
演示：陳正雷（1DVD）中國
陳氏太極拳老架二路

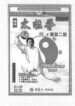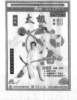

演示：陳正雷（1DVD）中國
陳氏太極推手
演示：陳正雷（1DVD）中國
陳氏太極單刀・雙刀
演示：陳正雷（1DVD）中國

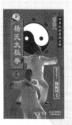

楊氏太極拳
演示：楊振鐸
（6VCD）中國

本公司還有其他武術光碟
歡迎來電詢問或至網站查詢
電話：02-28236031
網址：www.dah-jaan.com.tw

原版教學光碟

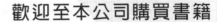

歡迎至本公司購買書籍

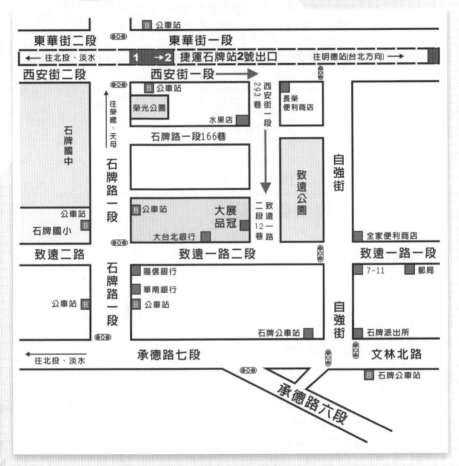

建議路線

1.搭乘捷運‧公車

　　淡水線石牌站下車，由石牌捷運站2號出口出站(出站後靠右邊)，沿著捷運高架往台北方向走(往明德站方向)，其街名為西安街，約走100公尺(勿超過紅綠燈)，由西安街一段293巷進來(巷口有一公車站牌，站名為自強街口)，本公司位於致遠公園對面。搭公車者請於石牌站(石牌派出所)下車，走進自強街，遇致遠路口左轉，右手邊第一條巷子即為本社位置。

2.自行開車或騎車

　　由承德路接石牌路，看到陽信銀行右轉，此條即為致遠一路二段，在遇到自強街(紅綠燈)前的巷子(致遠公園)左轉，即可看到本公司招牌。

國家圖書館出版品預行編目資料

每天 3 分鐘永保安康／余茂基 編著
——初版，——臺北市，品冠，2012〔民 101 . 02〕
面；21 公分 ——（休閒保健叢書；22）
ISBN 978－957－468－860－9（平裝；）

1. 健康法 2. 保健常識
411 .1 100025892

每天 3 分鐘永保安康

編 著／余 茂 基
責任編輯／壽 亞 荷
發 行 人／蔡 孟 甫
出 版 者／品冠文化出版社
社 址／台北市北投區（石牌）致遠一路 2 段 12 巷 1 號
電 話／（02）28233123・28236031・28236033
傳 眞／（02）28272069
郵政劃撥／19346241
網 址／www.dah–jaan.com.tw
E－mail／service@dah–jaan.com.tw
承 印 者／傳興印刷有限公司
裝 訂／建鑫裝訂有限公司
排 版 者／弘益電腦排版有限公司
授 權 者／遼寧科學技術出版社
初版 1 刷／2012 年（民 101 年）2 月

定 價／230 元

●本書若有破損、缺頁請寄回本社更換●

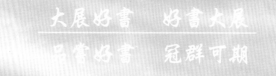

大展好書　好書大展
品嘗好書　冠群可期

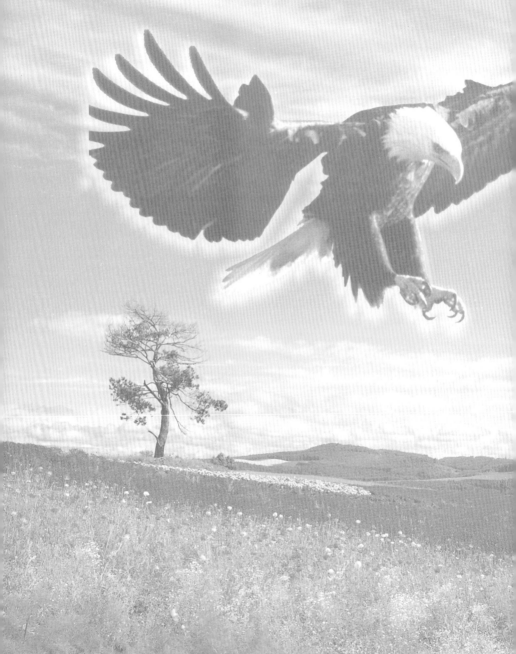

大展好書　好書大展
品嘗好書　冠群可期